抗がん剤の辛さが消える
速効！ 漢方力

井齋偉矢

青春新書
INTELLIGENCE

はじめに

「抗がん剤を使わずに、漢方薬だけでがんを治せないだろうか」

そんな思いで本書を手にした人がいるかもしれません。結論を先に申し上げますと、漢方薬だけでがんを治すことは無理です。しかし、がんを克服するためには、漢方薬が欠かせないことも事実です。

それは決して、漢方薬が長い時間をかけて身体の底からじわじわと体質を改善する、といった類いの働きだけではありません。がんの治療において、漢方薬はもっと積極的に関与します。

がんのような手強い相手を直接攻撃するには、がんと同じくらいアグレッシブな武器が必要となります。これには攻撃力の強い抗がん剤が適しています。抗がん剤にもいろいろな種類のものがあります。相手にするがんの種類や悪性の度合い、患者さんの状態、抗がん剤とがんの相性などによって、攻撃力に差はありますが、すべての抗がん剤はがんを叩く力を持っています。

ところが、抗がん剤は攻撃力が強すぎて、健康な組織まで破壊してしまうため、副作用の出現が避けられません。そうした副作用に耐えきれずに途中で治療をやめてしまう人がたくさんいます。

第1章で紹介する2000人以上を対象としたアンケート調査では、「抗がん剤の副作用が辛くても頑張る」と答えた人はわずか2割程度で、仮に効果があっても、副作用が辛くて日常生活に支障が出るので続けられない、と考えている人が8割近くいることが示されています。

がんを叩く力の強い抗がん剤ほど、強い副作用が出現するというジレンマが、がんの治療をやっかいなものにしているのです。どれほど強力な抗がん剤があっても、副作用のせいで使用し続けることができないのであれば、まったく意味がありません。そこを解決できない限り、抗がん剤で治るはずの人も、結局、最後まで治療を全うできずに、治るチャンスを失ってしまいます。

そうした状況に追い打ちをかけるように、医師の中には抗がん剤のマイナス面を必要以上に強調して、「がんと闘うな」「がんは放置したほうがいい」などと声を上げる人もいます。がんを放置するという行為は、私にいわせれば暴挙でしかありません。医師がこのようなことをいい出したら、副作用が辛くても頑張ろうと思っていた2割の人たちの気力まで奪ってしまうことになりかねません。

がんと診断された人にすれば、「闘うな」といわれても、何とかしたいというのが率直な心情でしょう。私自身、毎日の診療の中で、がんの患者さんを何人も診《み》ていますが、患者さんは誰だって生きたいのです。闘いたいのです。それでも、闘うことを断念せざるを得ないほど、抗がん剤の副作用は辛いということです。

そうした患者さんたちに対して、「闘うな」というのではなく、闘うためにはどうしたらいいかを考えて、二の矢、三の矢を提案していくことが、人の命に携わる医師の責務だと私は思っています。

そこで漢方薬の出番となります。抗がん剤と漢方薬を併用すると、抗がん剤の副作用を最小限に抑えながら、抗がん剤の力を余すところなく得ることが可能となります。

実は漢方薬はおよそ二千年くらい前に、救急や急性期疾患（急病）に使用する薬として試行錯誤を経てできあがったものなので、抗がん剤を投与中の患者さんが、今まさに困っている副作用の諸症状に対して、速効性を発揮します。一服飲んだだけで効いた、ということもしばしば起こります。

抗がん剤に漢方薬を併用することにより、副作用の苦しさから解放されれば、心置きなく抗がん剤でがんを叩くことができるようになります。気持ちも前向きになって、身体にもともと備わっているがんと闘う力（免疫力）も高まることでしょう。漢方薬は、免疫力を高める応答（身体のシステムが変調を起こして病気になったときに、薬などで刺激を加えると身体が変調を修復するために動き出します。この反応を「応答」と表現します）を引き出すうえでも役立ちます。

ところが、実際のがんの治療現場では、漢方薬はほとんど使われていません。これは漢方薬の効果が広く知られていないということもありますが、「漢方薬なんて薬ではない」と切り捨ててしまう医師が少なからずいるのも事実です。

しかし、がんというのは実にやっかいな病気で、そのやっかいな病気と闘うためには、武器の数は多いほうが断然有利です。抗がん剤と漢方薬は、それぞれ身体へのアプローチの仕方が異なる有力な武器です。したがって、どちらを選ぶかという二択ではなく、両者の長所を活かしながら上手に併用することが、がんを克服するための最大の近道になると、私は自分の臨床経験から確信しています。

抗がん剤を過度に恐れたり、忌避《きひ》したり、あるいは漢方薬を必要以上に過信したりして、がんとの闘い方を見誤らないように、本書の内容が一つの道しるべとなれば、本当に嬉しく思います。また、がんの発生には、日常の食生活も大きく影響することから、食事の注意点についても触れました。ぜひ参考になさってください。

第2章　誤解だらけの漢方——正しく使えば速効性を発揮

第3章 もう副作用は怖くない——この症状にこの漢方

第5章　がんと闘う患者さんと家族のための漢方薬Q&A

編集協力／江渕眞人
小林みゆき
DTP／エヌケイクルー

第1章

西洋医が教える「抗がん剤＋漢方」の驚くべき相乗効果

9割近くの患者さんが抗がん剤の副作用で悩んでいた

株式会社QLife（キューライフ）という会社が、2013年にがんを経験したことのある患者さんを対象に、インターネットを通じて、抗がん剤の副作用に関する大規模なアンケート調査を実施しています。

2000人以上の有効回答を集計した結果をみると、現在の抗がん剤治療の問題点が、見事に浮き彫りになっています。とても示唆に富んだ内容ですので、少し長くなりますが、一部抜粋して紹介します。

抗がん剤の治療を受けたことがある人は全体の43・1%で、がんの種類別にみると、高い順から、卵巣・卵管92・9%、白血病89・7%、悪性リンパ腫87・6%、骨髄腫87・5%で、最低が甲状腺4・8%となっています。

次に、抗がん剤を使って、何らかの副作用があったという人は88・1%にのぼり、平均で3・5種類の副作用を経験していました。複数回答で多い順から、倦怠感・疲れ61・2%、食欲不振54・5%、嘔気（吐き気）・嘔吐53・8%、手足のしびれ31・6%、無気力26・6%、

(図表1) 抗がん剤副作用で悩んだ経験の有無

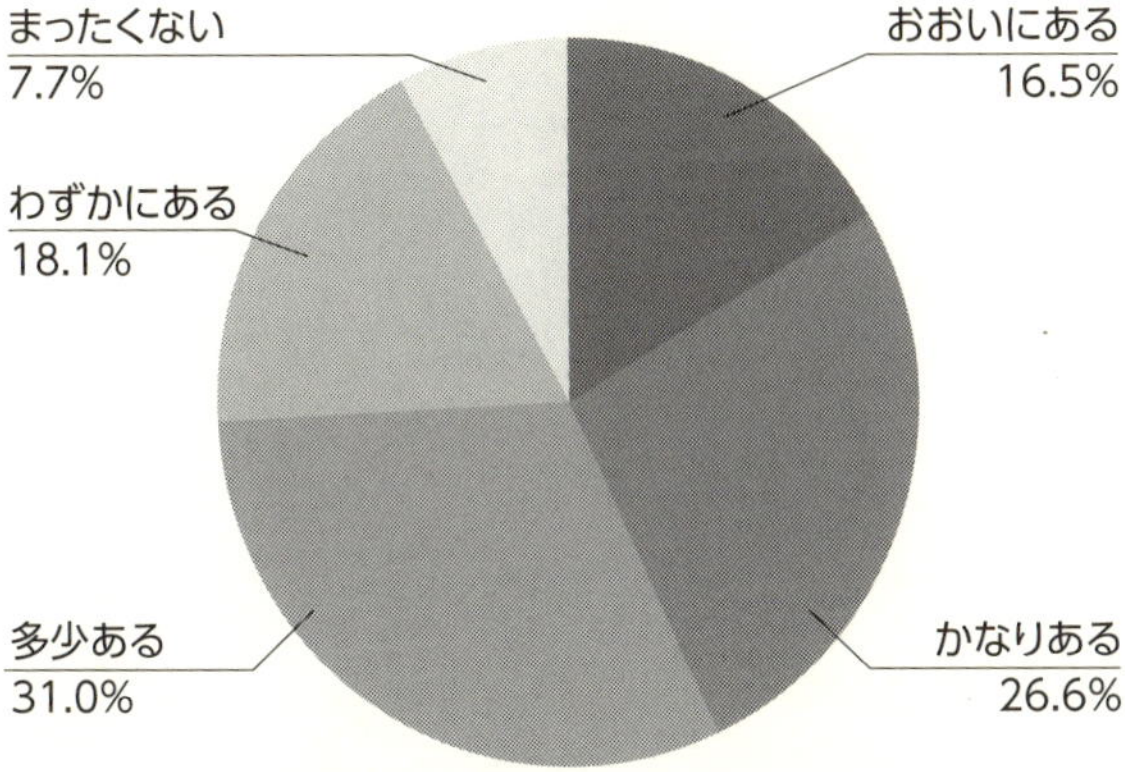

出所：株式会社QLife

口内炎25・8％が挙げられています。

さらに、副作用を経験した人で、最も辛いと感じたものを聞いたところ、吐き気・嘔吐31・5％、倦怠感・疲れ21・4％、手足のしびれ7・6％、食欲不振7・6％という順になっています。

副作用のために普段の生活に影響が出るなど、悩んだ経験があるかという問いに対しては、「おおいにある（これまでに経験した一番の辛さ／悩み）」が16・5％、「かなりある」が26・6％で、ある程度影響のある人が4割以上にのぼっています。

そして、副作用の辛さを理由に、抗がん剤の使用をやめたいと考えたことのある人の割合は、36・9％にものぼりました。

88・6％の人は、副作用について医師に相談しており、そのうち38・4％は、そのまま抗がん剤を使い続けています。一方で、31・5％は抗がん剤の使用を一時中断し、17・6％が抗がん剤の量を減らし、12・5％は抗がん剤の種類を変更していたそうです。

主治医に相談する以外で、副作用を軽くするために行ったことのうち、複数回答で33・6％が病気に関する情報をインターネットから得ており、26・7％が同じ副作用で悩む患者の闘病記を、11・4％が製薬会社のホームページを調べています。つまり、情報源としてインターネットを活用していることがわかります。

さて、抗がん剤の副作用を軽くするために薬を処方されていた人は54％いましたが、その効果をみますと、「完全に副作用はなくなった」3％、「ほとんど副作用はなくなった」12・8％で、有効だったのは15・8％しかありませんでした。反対に「あまり変わらなかった」38・8％、「やや副作用が軽減された」44・7％で、8割以上は不十分な効果しかありませんでした。抗がん剤の副作用を軽くする薬の中で、漢方薬は22・6％となっていました。

副作用を軽くする方法に期待することは、「更なる副作用がないこと」68・1％、「すぐに効くこと」52・1％、「長く効くこと」38・6％、「方法が容易であること」36・2％で、いかに現在の副作用に対する軽減策が不十分であるかを物語っています。

抗がん剤と副作用の関係についての回答では、「効果のある抗がん剤なら、日常生活に影響のある副作用が出ても我慢できる」人は21・6％しかいませんでした。「抗がん剤の効果も重要だが、副作用は日常生活に影響のない範囲で収まってほしい」49・9％、「日常生活への影響を第一に考え、その範囲内で抗がん剤を使用したい」16・2％で、４分の３の人は効果があっても日常生活に支障があったら続けられないと考えているのです。12・4％の人は「何らかの副作用が出るならば、抗がん剤は使用したくない」と、副作用そのものを忌避しています。

西洋薬ではほとんど症状が消えないという事実

この調査結果をみて、現在のがん治療における抗がん剤の副作用への対応がいかに遅れているかを、あらためて痛感しました。がんを強力に叩くことにばかり躍起になって、患者さんを助けるという、本来の目的をすっかり見失っているような気さえします。少なくとも、患者さんの側に立った対応がなされていないのは確かです。

もちろん、抗がん剤の副作用が出現すると、通常は症状に応じて西洋薬を処方されます。

しかし、それがどの程度「効いた」と患者さんが実感しているかというと、同調査では「完全に副作用はなくなった」「ほとんど副作用はなくなった」の合計が、わずか全体の15・8%にすぎないことが明らかにされています。つまり、大多数の人は、有効な解決策もないまま、副作用の諸症状に苦しみながら、がんと闘っていることになります。

そうした中で、効果のある抗がん剤だとわかっていても、最後まで我慢できる人は2割にすぎず、半数くらいの人は、効果も重要だけど、副作用は日常生活に影響の出ない範囲で収まってほしいと思っている。こうした患者さんたちの思いを、現場の医師はどこまで気づいているのでしょうか。自戒を込めて考えさせられました。

先の調査では、抗がん剤治療で最も辛いと感じた副作用としては、発生頻度の高い「吐き気・嘔吐」「倦怠感」「手足のしびれ」「食欲不振」が上位を占めていました。いずれも、命に関わるものではありませんが、日常生活に大きな支障が出ますので、患者さんにとっては非常に辛い副作用です。それが抗がん剤の治療を終了するまでずっと続くのです。

医師はどうしても、がんを治すことを最優先し、「抗がん剤を続ければ治るのだから、吐き気やしびれくらい我慢しましょうよ」という話になりがちです。周りで支えている人たちも、「副作用が辛くても頑張ろう」と、わりと気軽に口にしているように思います。

しかし、健康な人間からみれば、「たかが吐き気」「たかがしびれ」に思えても、患者さんにとっては、命と引き換えにしても逃れたい苦しみだということを、忘れてはいけないでしょう。日常生活に支障が出ても我慢できる人は、わずか2割しかいないことを、もっと重く受け止めるべきだと考えます。

抗がん剤の副作用が、少なくとも患者さんの日常生活に支障をきたさないレベルまで軽減できれば、抗がん剤を続けられる人は確実に増えます。加えて、抗がん剤による攻撃的な治療を、より徹底して行えるようになり、結果的にがんを克服する人の数も増加します。

ここに漢方薬が寄与します。

漢方薬の話をする前に、まずは一般的な抗がん剤治療と、それに伴う副作用について説明することにします。

まず、がんという病気を知る

私たち人間の細胞の数は、これまでおよそ60兆個といわれてきました。しかし、最近の研究では37兆個程度と推測されています。このすべての細胞が、分裂したり、分化したり、増殖したりする遺伝子を持っています。正常な細胞の遺伝子は、2万3000種類にのぼるといわれていますが、それらの働きによって、私たちの生命活動が成り立っています。

細胞が正常に細胞分裂を行うためには、細胞増殖因子という名前のタンパク質が必要です。しかし、この細胞増殖因子を作らせる遺伝子に、2個から10個程度の傷がつくと「がん遺伝子」に変わり、今度は異常なタンパク質を作り始めます。細胞のがん化の始まりです。

がん遺伝子が作る異常なタンパク質は、歯止めなくがん細胞を分裂させ、がんの増殖が加速されます。これはよくアクセルの壊れた車に例えられます。

一方で、身体の中には、がんの増殖に歯止めをかける仕掛けが存在します。「がん抑制遺伝子」と呼ばれるものです。がん抑制遺伝子は、すべての細胞の中にあり、細胞の異常な増殖を止めるタンパク質である細胞分裂抑制因子を作っています。こちらは、がんに対するブレーキに例えられます。

通常は、がん遺伝子がアクセル全開で暴走しても、速やかにブレーキ役のがん抑制遺伝子が働いて、がん細胞の増殖を危険レベルに達する前に止めています。身体の中では、こうした攻防が絶えず繰り返され、発がんを未然に防いでいるのです。

ところが、困ったことに、がん抑制遺伝子にも傷がつくことがあります。そうなると、がん細胞の異常増殖を止めることができなくなり、がん細胞はとどまることを知らずに増え続けるようになります。

転移すると治療が難しくなる理由

がんは、身体のあらゆるところに生じますが、発生した場所によって大きく次の三つに分類されます。

□**造血器**（血液、リンパ節、骨髄など）
白血病、悪性リンパ腫、骨髄腫などが、これに該当します。

□**上皮細胞**（皮膚細胞、胃腸の粘膜細胞、消化液やホルモンを分泌する腺細胞、肝細胞など）
肺がん、乳がん、胃がん、大腸がん、子宮がん、卵巣がん、喉頭がん、咽頭がん、舌がん、肝がんなどの「癌または癌腫」が、これに該当します。

□**非上皮細胞**（骨、筋肉、線維組織、脂肪組織、血管などの身体を支持する組織を作っている細胞）

骨肉腫、軟骨肉腫、横紋筋肉腫、平滑筋肉腫、線維肉腫、脂肪肉腫、血管肉腫などの「肉腫」が、これに該当します。

がんが発生した場所から動かなければ、タチの悪いおできと考えて、切除するなり放射線を浴びせるなり、あるいは抗がん剤の集中砲火を行ったりすることで、排除できる可能性は大いにあります。

ところが、がんは発生した場所以外のところに移動し、そこで増殖することがあります。「転移」と呼ばれるものです。移動した場所で増殖するがんは、元のがんと同じ種類で、たとえば大腸がんが肝臓に転移して増殖したものは、肝臓がんではなく、あくまで大腸がんです。この転移が起こると、早期に見つからなければ、非常にやっかいな状況に陥ることになります。

がんは、これまで述べたように、際限なく増殖するために、大事な臓器や組織を圧迫したり、転移して身体のあちこちにがん組織を作ったりして、私たちの生命活動に重大な悪影響を及ぼします。さらに進行すると、がんは正常組織が取り込もうとする栄養を奪ってしまうので、身体が急速に衰弱します。「悪液質」という状態です。その結果、細菌やウイルスに対する免疫能が落ちて、重い感染症にかかりやすくなります。

がんになったら考えなければならないこと

最初にがんと診断されたとき、ほとんどの患者さんは「頭が真っ白になって、先生の説明はほとんど覚えていない」と、後におっしゃいます。特に、まったく予期していなかった場合には、パニックに陥っても不思議はありません。しかし、がんを乗り越えて生きていくためには、がんという現実にしっかり向き合って、医師と相談しながら、決めなければいけないことがあります。

医師はまず、その患者さんのがんに対する標準的な治療法を伝えます。がんが攻撃できる程度にとどまっているときは、西洋医学が得意とする攻撃的ながんの三大療法の中から、単独あるいは複数の治療法が選択されます。三大療法とは、次の三つです。

□**手術療法**

がんの病巣を周囲のリンパ節ごと根こそぎ取り去る治療法で、技術的に手術ができない部位以外のがんは、積極的に手術が行われます。

しかし、切除することで身体の働きが一部失われることがあるのも事実です。この欠点を補うために、最近では臨床試験の結果を参考にして、できるだけ少ない切除にとどめる縮小手術や、内視鏡を体内に入れて手術をする腹腔鏡《ふくくうきょう》または胸腔鏡《きょうくうきょう》手術などで、身体への負担を減らす工夫がなされています。

□**放射線療法**

がんの病巣に放射線を当て、がん細胞を殺す治療法です。最近では、がんの大きさや位置を正確に測って、その部分だけに集中的に放射線を当てることができるようになり、精度が上がっています。

それでも、がんの周囲の組織にも放射線が当たることにより、皮膚や粘膜が一時的にただれたり、めまいなどの全身症状が起こるといった副作用が現れることがあります。

放射線としてはX線が一般的ですが、さらに先進的な陽子線治療や重粒子線治療も行われています。

□化学療法

主に抗がん剤によって、がん細胞を殺したり、増殖を抑えたりする治療法です。血液によって抗がん剤が身体の隅々にまで運ばれますので、非常に小さな転移巣《そう》などにも効果があります。抗がん剤のしくみや、副作用とその対策については、次項で詳しく説明します。

抗がん剤の種類と効果

抗がん剤は、主としてがん細胞が細胞分裂するときに作用し、がん細胞が増えるのを邪魔します。さらに、がん細胞が成長するのに必要な物質を作らせないようにしたり、逆に過剰に作らせたりして、がん細胞の増殖を抑え、死滅させるものもあります。

現在までに、「代謝拮抗剤」「アルキル化剤」「抗がん性抗生物質」「微小管阻害薬」「白金製剤」「トポイソメラーゼ阻害薬」「分子標的薬」「免疫チェックポイント阻害薬」など、さまざまなタイプの抗がん剤が開発されています。それぞれの特性を以下にまとめておきましょう。具体的な薬品名、そして効果が期待できるがんについては181ページからの巻末資料をご参照ください。

□代謝拮抗剤

代謝拮抗剤は、がん細胞がDNA（遺伝子）を合成するときに必要な酵素の活動を邪魔して、がん細胞を死滅させる働きがあります。がん細胞が分裂を行わないと効果が出ません。がん細胞の成長サイクルはほとんどが細胞の増殖で、それがある程度に達すると分裂します。代謝拮抗剤はこのタイミングでのみ効果を表しますので、ある程度の効果を得るためには、長期間継続して投与する必要があります。

ただし、正常な細胞の合成に必要な酵素も阻害するため、副作用は避けられません。

□アルキル化剤

がん細胞のDNAに「アルキル基」という物質が付着した状態で、がん細胞が分裂・増殖しようとすると、DNAがちぎれてしまいます。こうした性質を利用し、がん細胞をアルキル化して増殖を妨げ、死滅させるのが、アルキル化剤です。

体内で一定濃度に達すると作用しますが、血液の成分である赤血球、白血球、血小板などを作っている骨髄の働きを落としますので、貧血、白血球減少、血小板減少などの強い副作用をきたします。

□抗がん性抗生物質

がん細胞のＤＮＡの合成を阻害したり、ＤＮＡを切断したりして、がん細胞を死滅させる働きがあります。

□微小管阻害薬

細胞分裂のときに複製されたＤＮＡは、微小管という管状のタンパク質によって、分裂後の細胞に分配されます。微小管阻害薬は、微小管の働きを阻害して、がん細胞を殺します。

□白金製剤

ＤＮＡの二重らせん構造に結合してＤＮＡの複製を阻害するほか、がん細胞を自滅（アポトーシス）へ導く働きもあります。

□トポイソメラーゼ阻害薬

細胞分裂の過程で、ＤＮＡの二重らせん構造をときほぐす役目を果たしているトポイソメラーゼという酵素の働きを阻害します。この酵素を阻害すると、ＤＮＡが切断されたままになり、再結合が阻止されるため、がん細胞は死滅します。

□分子標的薬

がん細胞そのものではなく、がん細胞の特定の分子を標的として作用する薬です。ターゲットを絞って作用することから、開発当初は副作用が少ないと思われていましたが、標的分子が正常細胞にも存在するときには、重い副作用が出ます。

□免疫チェックポイント阻害薬

最近話題のニボルマブ（薬品名オプジーボ）は免疫チェックポイント阻害薬の一つです。がん細胞はヒトの免疫機構によって自分が攻撃されないように、ＰＤ－Ｌ1という物質を作ります。このＰＤ－Ｌ1が免疫細胞の中でも、がんを攻撃する主役であるＴ細胞にある

ＰＤ－１受容体というソケットにはまり込んで結合すると、Ｔ細胞はがん細胞を攻撃できない腑抜けの細胞になってしまいます。

この結合部分を免疫チェックポイントと呼び、免疫チェックポイント阻害薬は、その名の通り、がん細胞が作ったＰＤ－Ｌ１がＰＤ－１受容体というソケットにはまり込んで結合するのを阻害（妨害）します。その結果、Ｔ細胞の機能が落ちないので、元気にがん細胞を攻撃するのです。つまり、薬ががん細胞を直接攻撃するのではなく、ヒトが本来持っているがん細胞を攻撃する力を正常に発揮できるようにしている、一種の免疫療法です。

主な適応症は、根治切除不能な悪性黒色腫、切除不能な進行・再発の非小細胞肺がん、根治切除不能または転移性の腎細胞がん、再発または難治性の古典的ホジキンリンパ腫、再発または遠隔転移を有する頭頸部《とうけいぶ》がんなどです。また最近では、２種類以上の抗がん剤治療をしても効果がなく、切除手術のできない胃がんにも適応が広がりました（２０１７年10月承認予定）。

主な免疫チェックポイント阻害薬には、ニボルマブ（商品名：オプジーボ）、イピリムマブ（同：ヤーボイ）、ペンブロリズマブ（同：キイトルーダ）などがあります。

副作用はなぜ起こる?

抗がん剤は、すべてに副作用のリスクがあります。現在のところ、がん細胞だけをピンポイントで攻撃する抗がん剤は存在しないため、抗がん剤を投与すると、がん細胞だけでなく、正常な細胞も甚大なダメージを受けるからです。

正常細胞を攻撃するメカニズムは、抗がん剤の種類によって違いがあります。その結果、出現する副作用にも違いがあります。

分子標的薬以外の抗がん剤（細胞障害性抗がん剤）は、基本的にがん細胞のDNAの合成や細胞分裂を邪魔して、がん細胞を破壊します。このとき、正常な細胞でも、がん細胞と同じように細胞分裂の速いものは、抗がん剤の影響を受けます。血液を作っている骨髄の細胞、毛を作っている細胞、口の中や胃腸の粘膜の細胞などがそうです。

骨髄細胞がやられると、白血球、赤血球、血小板などが減ります。毛髪細胞だと脱毛が起こります。口の中や胃腸の粘膜細胞がやられると、口腔粘膜炎《こうくうねんまくえん》や胃腸障害が起こります。

一方、分子標的薬は、先に述べたように、がん細胞の特定の分子に作用して、がん細胞の増殖を止めることを目的に作られました。その結果、従来の抗がん剤よりは、副作用が軽くなりましたが、分子標的薬が標的にしている分子が、一部の正常細胞にも存在していたことから、皮膚の炎症、心不全、間質性肺炎《かんしつせいはいえん》、血栓症、高血圧、消化管穿孔《せんこう》などの重い副作用が現れることが、後に明らかになりました。

抗がん剤の主な副作用

抗がん剤の副作用が出現した場合、通常は西洋薬を使った治療が行われます。副作用の症状別の治療法について、『改訂版　がん化学療法副作用対策ハンドブック』（岡元るみ子・佐々木常雄編集、羊土社、２０１５年）に記載されている内容を参考に紹介しましょう。

●白血球の減少

抗がん剤の投与で、骨髄の働きが抑えられると白血球が減少します。白血球は免疫を担当する細胞群ですから、白血球が減ってしまうと、がんとの闘いが大変不利になります。

白血球の減少に対して、西洋薬の中にはＧ－ＣＳＦ（顆粒球《かりゅうきゅう》コロニー刺激因子）という特効薬があります。加えて、白血球の減少による感染症を防ぐために、抗菌薬、抗真菌薬、抗ウイルス薬の投与、およびワクチンの予防接種が行われます。

このように標的がはっきりしている治療は、西洋薬が得意とするところで、ほとんどうまくいきます。漢方薬の出番はありません。

●赤血球、血小板の減少

全身の細胞に酸素と栄養を運んでいる赤血球が減ると、貧血が引き起こされます。これを改善するには、赤血球輸血が唯一の治療法となります。他方、止血作用のある血小板の減少に対しては、血小板輸血が唯一の治療法です。

さらに、赤血球や血小板を作っている骨髄の機能が大幅に低下し、輸血が欠かせない状態になったときは、鉄キレート療法（輸血による鉄過剰症を防ぐために体内の過剰な鉄を排出させる療法）を行い、体内の貯蔵鉄を一定レベルに維持します。

●嘔気（吐き気）・嘔吐

先に紹介した調査で、患者さんが最も辛いと感じていた吐き気・嘔吐の治療は、予防投薬と治療投薬に分けられます。

予防投薬に使われるのは、アプレピタント（商品名：イメンド）、5－HT3受容体拮抗薬（同：カイトリル、ゾフラン、ナゼア、シンセロン、アロキシ）、デキサメタゾン（同：デキサメタゾン、レナデックス、デカドロンなど）です。

一方、予防投与したにもかかわらず、吐き気・嘔吐が出現したときは、予防に使ったものとは別の5－HT3受容体拮抗薬を使用すると書いてあります。しかし、前掲のハンドブックには「症状の軽減を図る」と記載されていることから、完全に症状が消失することはないようです。

また、日本癌治療学会の『がん診療ガイドライン』には、「悪心《おしん》・嘔吐のマネージメントは、制吐薬だけで行うのではなく、十分な症状モニタリングに基づいた抗がん薬の中止・減量、スタッフによる物心両面の患者サポートも重要であることは論をまたない」という記載があります。この文面からも、西洋薬のみで吐き気・嘔吐を完全に消失させることは難しいことがわかります。

●下痢

下痢に対しては、食事管理（乳糖・アルコール・高浸透圧食品の禁止、十分な水分摂取、少量・小分けの食事）に加え、薬物療法では下痢止めで有名なロペラミド（商品名：ロペミン）を使う以外にないようです。

●口腔粘膜炎

以前は口内炎と呼ばれていましたが、その症状のひどさから、現在は口腔粘膜炎といわれるようになりました。口腔粘膜炎の治療法は、うがい薬と鎮痛薬（アセトアミノフェン）が基本で、症状が強い場合は医療用麻薬の塩酸モルヒネの水溶剤か経口摂取、さらには持続静注（継続して静脈から注射をし続ける）という強烈な薬剤の使用が推奨されています。口腔粘膜炎に麻薬を使用するとは驚きです。いくら効果的な治療法がないからといっても、これでは口腔粘膜炎を治すのではなく、辛い症状を隠しているにすぎません。

●神経障害

神経障害では、末梢神経障害による手足の先のしびれ感と、刺すような痛みが問題になります。これに対する治療については「確立された根本的治療は、現時点では存在しない。被疑薬の投与中止、あるいは減量・投与延期、症状緩和のための対症療法で対応することになる」というお寒い現状です。

しかも、対症療法に使われる薬剤は、抗けいれん薬（商品名：テグレトール、アレビアチン、デパケン、ガバペン）、三環系抗うつ薬（同：トリプタノール、アモキサン、トフラニール、ノリトレン）、SSRI［選択的セロトニン再取り込み阻害薬］（同：パキシル、ジェイゾロフト、サインバルタ）、疼痛《とうつう》治療薬（同：リリカ）、副腎皮質ステロイド（同：デカドロン、プレドニゾロン）、局所麻酔薬（同：メキシチール、キシロカイン）、麻薬（モルヒネ、オキシコドン、フェンタニル）という、効果と同程度か、それ以上の重い副作用を持つ薬剤ばかりのとんでもないラインナップです。しびれを感じなくなったとしても、これらの薬剤の副作用でかえって身体が蝕《むしば》まれることになります。

●**皮膚障害**

皮膚障害が問題になるのは、分子標的薬を使用した場合です。手足症候群（手足に出現するしびれ、腫《は》れ、痛みなどの諸症状）には、鎮痛薬とステロイド軟膏を使い、ひどくなれば減薬・休薬します。

顔中に発赤《ほっせき》が強く、よく化膿する、いわゆる「青春のニキビ」が出現します。ひどくなれば治療延期ですが、消炎効果を狙って、ミノサイクリン（商品名：ミノマイシン）、クリンダマイシン外用薬（同：ダラシンTゲル）を処方するとなっています。しかし実際には、かなり重症のニキビが出ますので、これらでの対処では不十分です。

爪囲炎《そういえん》（爪の周囲の皮膚に起きる感染症）には、抗菌薬入りステロイド軟膏の塗布、硝酸銀やドライアイスによる焼灼《しょうしゃく》（病気の組織を電気や薬品で焼いて破壊する治療法）という記載がありますが、前者は治療法の選択がそもそも間違っているので無意味、後者はあまりに破壊的で、しかもまったく効果がないので無効です。

皮膚の亀裂には、ハイドロコロイドドレッシング材による保護と密封療法剤（同：ドレニゾンテープ）の貼付《ちょうふ》が書かれていますが、これでは皮膚細胞が潤うことはないので、完全に的外れです。

●味覚障害

味覚障害は、栄養状態を低下させるだけでなく、患者さんのQOL（クオリティ・オブ・

ライフ。生活の質）や精神状態にも悪影響を及ぼします。しかし、確立した治療法はないので、口腔ケアや食事の工夫という効果のないやり方を続けることになります。

味覚障害の原因として、亜鉛欠乏がよく取り上げられますが、実際に亜鉛が欠乏することはほとんどありませんので、亜鉛が含まれるポラプレジンク（商品名：プロマック）の投与もほぼ無意味です。

●眼障害

眼の症状は、分子標的薬やインターフェロンによって現れることがあります。重症の角膜障害や網膜障害では、視機能障害を残すこともあります。

たとえば、S－1剤（商品名：TS－1）という抗がん剤による鼻涙管狭窄《びるいかんきょうさく》は、急速に進行して難治になることがあります。この場合、人工涙液（涙に近い成分になるように作られた点眼液）、涙管チューブ留置術は、根本的治療法にはなりません。

●全身倦怠感

全身倦怠感は、とらえどころのない症状ですが、前掲の調査では、2割以上の患者さんが辛い症状に挙げていました（23ページ）。予後（余命）の予測が3カ月以内の末期では、ステロイドの適応がありますが、長期に有効であるという報告はありません。現代医学的には、ほぼお手上げです。

西洋医学と漢方薬の併用のすすめ

これまで述べてきた西洋医学によるがんの治療法は、大きく二つのタイプに分けることができます。

一つは、がん細胞を積極的に叩く「攻撃的治療法」です。外科手術、放射線療法、抗がん剤治療（化学療法）がこれに該当します。

もう一つは、がんと闘う患者さんの身体を支える「支持療法」です。たとえば、がんに対する免疫力を高める免疫療法や、がんによる痛みなどの諸症状を軽減させる緩和療法が、ここに含まれます。

これら二つのタイプの治療法に、漢方薬を併用すると、実にさまざまなメリットが得られます。詳細は次章以降で順にお話ししますが、攻撃的治療法との併用では、副作用や後遺症、合併症の軽減・改善に役立ちます。一方、支持療法との併用では、西洋薬とは別の側面から身体に作用し、支持療法の効果を高めるうえで有効です。

漢方薬を併用した場合の、それぞれの代表的な効果を以下に箇条書きで挙げてみます。

【攻撃的治療法＋漢方薬】

○手術後の合併症の予防・改善

・胃切除、胃全摘のあとの、食道への逆流を迅速に改善
・食欲の回復
・腸を切除したあとの頑固な下痢の軽減
・腸閉塞の予防と改善
・痰の排出促進と、それによる肺炎の予防
・手術後の肝機能障害を、西洋薬とは別の側面から抑制・改善

○放射線治療の副作用を抑える

・骨髄抑制の回復を促進
・頭頸部がんに対する放射線照射後の口腔粘膜炎の抑制

○抗がん剤の副作用を抑える

吐き気・嘔吐、口腔粘膜炎、下痢、末梢神経障害、血小板減少、食欲不振、味覚障害、倦怠感、皮膚障害などを和らげる

【支持療法＋漢方薬】

○免疫療法の効果を高める

・身体の免疫能を、西洋薬とは別の側面から押し上げる

○緩和療法の効果を高める

・がんに伴う諸症状の改善を、西洋薬とは別の側面から促す

以上のように、西洋医学による攻撃的治療法と支持療法に漢方薬を併用すると、患者さんの心身の負担を減らしたり、がんの解決を早めたりするうえで非常に有効です。

前掲のＱＬｉｆｅ（キューライフ）が実施した調査では、副作用を軽減する薬の中で、漢方薬は22・６％しか使われていませんでしたが、西洋医学による治療法と併せて、漢方薬を上手に使用することをおすすめします。

第2章

誤解だらけの漢方
——正しく使えば速効性を発揮

じっくりマイルドに効く、の大間違い

漢方薬について記された書物をみると、おおむね次のような表現で漢方薬のことが説明されています。

▽いろいろな薬草の成分が合わさったもので、工場で合成される西洋薬よりも、身体にやさしく効果もマイルドである。
▽じっくり長い期間飲んで初めて、ジワッとした効果が少しずつ現れるので、主に慢性の病気に使われる。
▽正しい漢方処方を選択するためには、脈を診る、舌を診る、おなかを触るなどの東洋医学的診察法と、漢方理論に基づいた症候の解釈が必須である。
▽漢方薬の作用のしくみは、漢方薬を構成している一つひとつの生薬《しょうやく》の性質や効能が基本になる。たとえば、生姜が入っているので身体が温まる、など。

およそ薬の話とは思えない内容ばかりです。漢方薬の専門家といわれる人たちがこのような説明に終始しているために、漢方薬の効果については、いつまで経っても「信じる」「信じない」という、非科学的なレベルでの受け止め方をされてしまいます。

漢方薬の真の姿は、右記の4項目とはまったく異なります。

漢方薬にもいろいろなタイプがありますが、基本的には速効性があり、切れ味は鋭く、主に救急や急性期の症状に適しています。たとえば、こむら返りによく使われる芍薬甘草湯《しゃくやくかんぞうとう》は、こむら返りを起こした人が飲むとほぼ100%の確率で、ふくらはぎの強烈なつりが5〜6分という速効で解消します。決して「信じる」「信じない」の世界ではなく、漢方薬は薬理学的に作用機序《きじょ》が説明できる薬物と規定すべきです。

さらに、漢方理論に基づいた難解な「陰陽学説（世界は陰と陽の二つの気による対立と統一の結果と考える思想。たとえば、昼と夜、暑と寒、動と静。少なくとも医学には無関係）」や「四診《ししん》（漢方医学の診察の仕方で、見た目を表す望診《ぼうしん》、声や臭いをみる聞診《ぶんしん》、現代医学と同じ意味の問診《もんしん》、脈や腹を触る切診《せっしん》の四つの方法をいう）」などを覚える必要は一切なく、通常の西洋医学の診療法に基づいた方法で漢方薬は的確に処方できます。もっといえば、漢方薬に含まれている個々の生薬についても無視してよい、と私は思っています。これについては、後ほどあらためてお話しします。

西洋薬と漢方薬では何が違うのか

それでは、西洋薬と漢方薬は、薬物としてどのように違うのでしょうか。結論を先にいいますと、両者にほとんど共通点はありません。

西洋薬は、基本的に1種類の化合物を主成分として構成されています。たとえば、血圧を下げる効果のある降圧薬のブロプレス（商品名）は、カンデサルタン・シレキセチルが主成分で、一定量を服用して初めて降圧作用を発揮します。

このように、1種類の化合物が一定量含まれている西洋薬は、服用したあとの血中濃度、臓器分布、半減期（血中濃度が半分になるまでの時間）などが明らかで、各製薬会社はそれらを薬剤の添付文書に記載することが義務付けられています。

これが薬というものの常識だとすると、漢方薬は「非常識な」薬剤です。基本単位が化合物であることは、西洋薬と同じです。漢方薬は決して生薬の集合体ではなく、れっきとした化学物質ですが、その化合物の数が半端でないほど多い超多成分薬剤なのです。普通で数十種類、多いものでは百種類以上にもなります。

さらに、1個1個の化合物の量が非常に少ないことも大きな特徴です。量はまちまちですが、多い化合物でも西洋薬の主成分に比べると微量です。例えば、腎臓が働かない腎不全という病気で人工透析を受けている患者さんにも、投与量を減らす必要がないほど少ないのです。

いってみれば漢方薬は、「微量の調味料の集合体」のようなもので、西洋医学の薬の概念からは大きく外れます。そのようなものが、どうして薬として効果があるのか、西洋薬と比較しながらもう少し詳しく説明しましょう。

自主的な身体システムの正常化を手助け

西洋薬の特徴の一つは、「いつでも薬」であるということです。降圧薬であれば、その主成分が特定の作用点にドーンと作用し、血圧を下げる応答を引き出します。しかも、その作用は高血圧の人だけでなく、血圧が正常な人に対しても、血圧が低い人に対してさえ血圧を下げるように働きます。血圧の高さに関係なく、誰が飲んでも降圧薬なので、場合によっては危険な低血圧状態に陥るリスクもあります。

つまり、西洋薬は、薬のほうが主導権を握っていて、身体に特定の応答を〝強《し》いる〟薬剤といえます。降圧剤なら血圧を下げることだけが使命で、たとえそれがその人にとって不利な応答であっても、身体が決まった応答をせざるを得ない状況に追い込みます。患者さんの病態に関係なく、「いつでも薬」なのです。

これに対して漢方薬は、体内に入ると微量の多成分が一斉に、身体のさまざまな受容体（細胞表面にあり、細胞外の物質や光など、外から細胞に作用する因子と反応して、細胞機能に変化を生じさせるソケットのようなもの）に作用します。

その結果として現れる応答は、個々の成分の作用の総和ではなく、全体としてある一定の方向性を持った応答です。ですから、漢方薬の場合、1個1個の成分の作用を論じても意味がありません。

たとえば、一般によく知られている麻黄湯《まおうとう》は、四つの生薬で構成されているにもかかわらず、その効果はすべて麻黄に含まれるエフェドリンの作用のように説明されがちです。しかし、麻黄湯を摂取したときと、エフェドリンを単独で摂取したときとでは、得られる効果がまったく違います。麻黄湯を典型的な寒気や発熱を伴う風邪に使うと、発汗を促し、免疫力が上がり、熱は下がり、痛みも取れ、身体が全体として楽になります。これに対して、エフェドリンの効果は鎮咳《ちんがい》、鼻粘膜の充血や腫れを取ることで、症状は楽になっても風邪が治りやすくなるものではありません。

西洋医学的に「この漢方薬には、この成分が含まれているから、こういう効き目がある」という考え方は、漢方薬には当てはまらないのです。

しかも、漢方薬を飲んだときに引き出される身体の応答は、患者さんが特定の病態を示したときだけ起こります。前出の芍薬甘草湯は、患者さんがこむら返りを起こしているときに投与すると、けいれんしている腓腹筋《ひふくきん》（ふくらはぎの筋肉）を5分以内に緩め、さらに筋肉痛をあとに引きずらないという応答が引き出されます。

一方、こむら返りを起こしていない人に芍薬甘草湯を投与しても、単に微量の調味料の集合体のようなものが身体を通過しているだけで、何の応答も引き出しません。なぜなら、芍薬甘草湯がこむら返りを治しているわけではなく、こむら返りを起こしているときだけ、芍薬甘草湯に身体が反応するからです。

つまり、漢方薬は「いつでも薬」ではなく、患者さんがある特定の病態を示したときだけ、あたかも漢方薬が薬として作用したかのような応答を、患者さんが示すように仕向けているのです。漢方薬がある特定の応答を〝強いて〟いるのではなく、患者さんの身体が自主的にシステムを正常化する応答を示すのです。

当然の結果として、薬が効きすぎるということは起こり得ません。変調を起こしたシステムが正常化されれば、人がそれ以上応答する必要はなくなります。一見、漢方薬がちょうどいいところで作用を止めてくれたような印象を受けますが、実際には患者さんの身体のシステムが正常化して、応答しなくなったというだけのことです。

漢方薬では、患者さんが〝主語〟

西洋薬と漢方薬の違いは、薬の効果を論じるときの「主語の違い」で区別することもできます。西洋薬の場合、主語は常に〝薬〟です。「この薬が、このように作用して、その結果、この数値が下がります」という説明になります。

片や、漢方薬を同じ観点で理解しようとすると、主語を漢方薬にして「この漢方薬には○○という主成分が入っているので、△△のような作用を示します」という、根本的に間違った説明をすることになってしまいます。しまいには困ったあげくに「陰陽学説」のような東洋哲学の理論を持ち出してきて、煙《けむ》に巻いてしまうしかなくなるわけです。

漢方薬を論じるときは、主語を患者さんにしなければなりません。「この漢方薬を投与すると、患者さんがこのような病態を示したときだけ、身体がこのように応答して、自主的にシステムの正常化を図ります」ということになります。

結局、漢方薬自体は、薬としての働きはしていないのです。身体のシステムが動き出すスイッチを押すだけで、あとは患者さんの身体にすべてまかせています。

ですから、システムが正常化すれば、それ以上は何も反応しなくなります。その人にとって、ちょうどいいところで自然に反応は止まるのです。身体に変調をきたしていない人が漢方薬を服用しても、身体は何も反応しません。身体の中を微量の調味料が素通りして出て行くだけです。漢方薬が身体をコントロールしているわけではないからです。

このように、一般的な西洋医学の手法とは、観点が180度異なります。漢方薬を飲んだときにみられる効果が、一見、摩訶不思議《まかふしぎ》な印象に思えるのも、「薬が病気を治す」という視点で考えてしまうからです。西洋医学的な思考から抜け出すことが、漢方薬を理解する第一歩といえます。

こうした方法論で漢方薬を研究するためには、漢方薬という複雑な化合物の集合体のデジタル情報を、人体のシミュレーションモデルに与えて、結果としてモデルがどのようなまとまった応答を示すのかという研究方法を取る必要があります。人体のシミュレーションモデルを作るためには、スパコンが、さらには量子コンピュータが何台か必要になります。非常に多額の予算を要する壮大なプロジェクトになりますが、いつの日かそんな方法で漢方薬の作用機序が解明されることを夢みています。

それでは、漢方薬という超多成分薬剤の投与により、具体的に身体のシステムがどのように動くのかをみていきましょう。

動き始める四つの身体システム

漢方薬の投与によって、主に次の四つの身体のシステムが動くことがわかっています。

□熱産生系――深部体温を上げる

人間の身体は、深部体温がおよそ37℃に保たれています。深部体温というのは、身体内部の温度のことで、通常は皮膚表面より少し高めに設定されています。深部体温が下がると、脳や臓器などの働きに影響が出て、身体のシステムが十分稼働せず、がんとの闘いも不利になります。抗がん剤の副作用に対する抵抗力も弱まります。

ですから、深部体温を保つために、身体にはさまざまな熱産生のしくみが備わっています。その主力を担っているのが、褐色脂肪細胞です。

身体の脂肪は、白色脂肪細胞と褐色脂肪細胞に大別できますが、白色脂肪細胞は貯蔵用の脂肪で、下腹部や太もも、内臓周辺など、全身に分布しています。

一方、褐色脂肪細胞は、肩甲骨の周囲、後頸部、腋窩《えきか》（わきの下）など、ごく一部の深部にしか存在しません。この褐色脂肪細胞が、白色脂肪細胞を取り込んで、アディポネクチンと呼ばれる物質の刺激により、効率よく熱を産生しているのです。

筋肉も熱を産生していますが、褐色脂肪細胞は筋肉の数十倍も効率よく熱を産生します。急に寒くなったりして、褐色脂肪細胞による熱産生だけでは不十分なときには、筋肉がブルブル震えて緊急に熱を追加します。

身体を温めて冷えを改善する応答を引き出す漢方薬はたくさんあります。世界初の漢方薬の処方マニュアルである『傷寒論《しょうかんろん》』（81ページ参照）が編纂されたおよそ二千年前は、生活環境が今と比べものにならないほど厳しく、深部体温の低下は死を意味しました。

ですから、身体を温める力が落ちたときに、その力を増すような応答を引き出す薬は、生命を維持するために必須のアイテムだったと考えられます。冷えを改善させる漢方薬は、アディポネクチンを増やすことで、褐色脂肪細胞の働きを促進させ、効率よく熱産生能を向上させていると推測されています。

□免疫・抗炎症系――免疫能を正常化する

免疫には、自然免疫と獲得免疫があります。自然免疫は、病原体などの異物を水際で速やかに排除するシステムです。一方、その自然免疫から得られた情報をもとに、体に侵入した病原体を特異的に見分け、それを記憶することにより、効率よく病原体を排除するシステムが、獲得免疫です。T細胞、B細胞と呼ばれるリンパ球が、これに該当します。

このうち、自然免疫については、私が学生の頃（もう40年以上前ですが）は、ゲームの「パックマン」を連想させる貪食《どんしょく》細胞という細胞が、死んだ細胞やその破片、体内に生じた変性物質や侵入した細菌などの異物を捕食して消化し、清掃屋の役割を果たしているくらいのイメージでした。

しかし、その後の研究により、自然免疫は従来考えられていたより、ずっと精密なメカニズムで生体を守っていることが明らかになりました。最前線で病原体と向かい合っていたのは、パックマンではなく、「樹状《じゅじょう》細胞」という優秀な免疫細胞でした。

樹状細胞には、トル様《よう》受容体という鋭敏な病原体センサーがついていて、細菌やウイルスの断片を認識し、敵が侵入しようとしていることをいち早く察知して、T細胞系に敵の襲来を知らせます。これを「抗原提示」といいます。

ちなみに、樹状細胞とトル様受容体を発見した人物は、２０１１年にノーベル生理学・医学賞を受賞していますが、トル様受容体の全容を明らかにしたのは、大阪大学の審良静《あきらしず》男《お》教授です。

抗原提示のシステムのうち、特にトル様受容体の感度が下がると、敵が侵入しようとしていることを瞬時に察知できなくなり、体内へ敵の侵入を許してしまうことになります。

漢方薬は、体の内外からの攻撃因子から身体を守るシステムを正常化する応答を引き出すことができます。これは発がんの予防に役立ちます。また、がんの手術後や、抗がん剤投与、放射線治療を始めると、免疫力が落ちて感染症にかかりやすくなります。その対策として、漢方薬は非常に有用と考えられます。

感染症に対する明確な証明はまだなされていませんが、皮膚疾患において、トル様受容体の感度が下がったときに、十全大補湯《じゅうぜんたいほとう》（146ページ参照）という漢方薬を服用すると、感度を正常化する応答を引き出せることが示唆されています。

□微小循環系――血液の循環を改善する

全身の細胞は、血液が運んでくる酸素と栄養によって養われています。血液の流れをよい状態に保つことは、健康を保つための基本といえます。特に、微小循環が重要なカギを握っています。

血液は、心臓というポンプによって動脈へ押し出されたあと、動脈から枝分かれしている微小循環（細動脈、毛細血管、細静脈の循環）を通って静脈に入り、再び心臓へ戻ります。こうした体内を巡る血液循環は、一見、動脈の流れでコントロールされているように思えます。

たとえば指先にケガをしたときに、ズキンズキンとした痛みを覚えることがあります。これは指先の微小循環が障害され、血液の流れが滞ったことによって起こります。動脈が強引に微小循環に血液を通そうとして、ズキンズキンと押しているのです。微小循環が障害されると、動脈の押す力だけでは解決できなくなるのです。では、微小循環を円滑にするには、どうしたらいいのでしょうか。

人体には、微小血管の壁にある平滑筋《へいかつきん》という筋肉を緩める働きがあります。平滑筋が弛《し》緩《かん》すると、微小血管の内腔が拡がって血液の流れがよくなります。このとき、平滑筋を緩めるために、血管壁から一酸化窒素や過酸化水素が産生されることが知られています。

本来、治るしくみがわかっている症状は、西洋薬の得意とする分野です。しかし、平滑筋を緩める一酸化窒素は公害の原因物質であり、過酸化水素は消毒薬ですから、そんな毒物を外部から投与することはできません。そこで役に立つのが漢方薬です。

漢方薬の中には、人体の多数の作用点を刺激することで、体内で産生される一酸化窒素や過酸化水素の発生を促す微小循環改善系のものがあります。その代表選手が桂枝茯苓《けいしぶくりょう》丸《がん》です。

この場合、一酸化窒素や過酸化水素は毒物ではありますが、微量の場合には微小血管壁の平滑筋を弛緩させるという生体に有利な効果を示します。しかし、多量になると、生体に対しては毒として不利な効果を示します。

このように、ある物質が少量のときには生体に有利に、多量のときには生体に不利に働くという二相性《にそうせい》を持つ現象を「ホルミシス」と言います。

歴史的にみると、多量の毒を含む植物は生体には危険ですので食べないようにしたのですが、微量の毒を含む植物をとると、身体の抗病力が増すことに気づいて、それらを薬草として使うようになりました。複数の薬草からできている漢方薬の成分は微量の毒の集合体ですので、結果として生体から有利な応答を引き出すことができるのではないかと考えられます。

桂枝茯苓丸はもともと、婦人科の子宮並びにその付属器の炎症、子宮内膜炎、月経不順、月経困難、帯下《たいげ》（おりもの）、更年期障害などに主に使われていました。しかし現在は、打撲傷・皮下出血・骨折などの外傷や、術創《じゅつそう》（手術で皮膚を切開したときのキズ）の回復などにも積極的に使われるようになりました。いずれも、微小循環障害の改善を期待してのことです。

桂枝茯苓丸などの微小循環改善系の漢方薬を使用し、微小循環の血流が円滑になれば、全身の体内循環がスムーズになります。突き指のような軽度の打撲だけでなく、がんなどの手術後の回復にも第一選択にすべきだと考えます。

また、抗がん剤の副作用の一つである末梢神経障害にも、微小循環系の漢方薬が使用できます。

されます。

□水分調節系――浮腫や乾燥に対処する

身体の水分の異常は、水が過剰に存在する浮腫《ふしゅ》（むくみ）と、水が不足する乾燥に大別されます。

浮腫が起きたら、水を引かなくてはなりませんが、西洋薬には、浮腫を起こしている水そのものを移動させる作用を持つものがありません。利尿薬を使って、腎臓から多量の尿を出させて、結果として血管内の水分を減らし、浮腫を起こしている部位の水が血管内に移動するのを期待することが、標準治療となっています。

しかし、利尿薬は、浮腫を起こしている部位だけでなく、全身に作用しますから、浮腫を起こしていない部位で水分が不足する場合が出てきます。さらに、フロセミド（商品名：ラシックス、フロセミド）という代表的な利尿薬は、水と一緒にカリウムの排出も促すので、低カリウム血症をきたすことがあります。

浮腫とは反対の水が不足している乾燥に至っては、西洋薬はまったく無力です。乾燥している部位を潤す西洋薬は存在しないのです。

水分調節系については、漢方薬の独壇場です。漢方薬は、アクアポリンというシステムを介して、身体の浮腫や乾燥に対処します。

アクアポリンは、生きている細胞のすべてに存在する水の出入口です。1992年にアメリカの分子生物学者であるアグレにより発見され、99年に三次元構造が解析されて、2003年にアグレと共同研究者のマキノンはノーベル化学賞を受賞しています。

アクアポリンは、臓器によって発現する種類が違っており、現在まで哺乳類では13種類のアイソフォーム（構造は違うが働きの同じもの）がみつかっています。

漢方薬とアクアポリンの研究は、熊本大学大学院の生命科学研究部薬物活性学分野・准教授（現・東京理科大学教授）の礒濱洋一郎《いそはまよういちろう》先生が、マウスの急性水中毒モデルを使って、次のような検討を行いました。

マウスのおなかの中に大量（体重の20％）の水を投与し、尿として水が出ていかないように抗利尿ホルモンのバゾプレッシンを投与します。通常は、脳浮腫を起こして80分程度ですべてのマウスが死んでしまいますが、脳細胞のアクアポリン（アクアポリン4）を実験的に喪失したマウス（ノックアウトマウス）は、60％が生き延びました。脳の水の出入口であるアクアポリンをなくしたことにより、脳浮腫が抑えられたと考えられます。

そこで次に礒濱先生は、五苓散《ごれいさん》という漢方薬を使って、同じ検討をしました。五苓散を投与しなかったグループのマウスは、2時間以内にすべて死亡しました。しかし、五苓散を投与したグループのマウスは、体重（キログラム）あたり1グラムの投与で60％、3グラムの投与で90％のマウスが生き延びたのです。抗利尿ホルモンを用いて、尿がまったく出ない状態であったにもかかわらず、五苓散は高率でマウスをレスキューできたのです。

五苓散は、脳細胞のアクアポリン4を閉じることで、脳浮腫を急速に改善させます。最近は脳神経外科医の間では、脳浮腫に五苓散を投与することは、普通に行われるようになっています。

一方、水が不足している乾燥に対しても、アクアポリンを介して漢方薬が効果を発揮します。たとえば、気道内皮細胞が乾燥し、のどがいがらっぽくなって咳が誘発されている状態のときに、麦門冬湯《ばくもんどうとう》を投与すると、気道内皮細胞のアクアポリン5が開きます。その結果、細胞の中に水が誘導されて気道が潤い、咳は鎮まります。

また、皮膚が乾燥すると、皮膚病が治りにくくなったり、悪化したりしますが、荊芥《けいがい》という生薬が皮膚細胞のアクアポリン3を開いて、皮膚細胞に水を誘導し、皮膚を潤わせることがわかっています。

このように漢方薬は、西洋薬の利尿剤のような間接的効果ではなく、細胞レベルに直接作用して、アクアポリンを開いたり閉じたりする応答を引き出すことが、科学的な研究で明らかになっているのです。

正しく使わないと、漢方薬でも副作用が出る

漢方薬にも、当然、副作用はあります。そもそも、薬として使用できるものは、西洋薬、漢方薬を問わず、ある程度のリスクがつきものです。昔から「毒にも薬にもならない」という言葉があるように、まったく毒性のないものは、薬にもならないのです。

西洋薬は、毒性の強い化合物を植物から抽出して純化したり、合成したりして、投与量などをきちんとコントロールしたうえで、攻撃的な使い方ができるようにしたものです。

たとえば、手術の麻酔に欠かせない筋弛緩薬（神経、細胞膜に作用して筋肉の動きを弱める薬。呼吸筋の動きが弱まり呼吸ができなくなるので、術中は人工呼吸器を使う）は、もともと南アメリカの原住民が矢毒として使っていたクラーレという猛毒物質です。クラーレを塗った矢が刺さると、獲物は呼吸ができなくなって死にます。原住民たちは、そうしたクラーレの毒性を利用し、食糧を確保していたわけです。このクラーレから、最初

の筋弛緩薬であるツボクラリンができました。

つまり、筋弛緩薬は、使い方によっては生物を殺すこともできる薬ですが、決められた投与量を守れば、命を助ける薬として安全に使うことができます。同様のことは、筋弛緩薬に限らず、どの薬にも当てはまります。

漢方薬の場合も同じです。もちろん、猛毒性の植物は使われていませんが、多少なりとも毒性がないと、身体からシステムの変調を正常化する応答を引き出すことはできないのです。

とはいえ、漢方薬は、一般のイメージに反し、基本的に救急や急性期疾患（急病）に対して使う薬ですから、投与期間は早いときで１日、長くても２週間を超えることはほとんどありません。このような短期間の服用では、重大な副作用は起こりませんが、それでも次のような副作用のリスクはあります。

●漢方薬の副作用①――発疹、発赤、掻痒

アレルギー反応により、発疹《ほっしん》・発赤・掻痒《そうよう》などの皮膚症状が生じる場合があります。これはすべての薬剤、ひいては一般の食品でも起こる可能性があり、漢方薬に特有なもので

はありません。

同じ意味で、アナフィラキシーを起こす可能性も否定できません。アナフィラキシーとは、即時型アレルギー反応によって、皮膚症状のほか、呼吸困難、血圧低下などの激しい症状が、同時多発的に出現する危険な病態です。『重篤副作用疾患別対応マニュアル アナフィラキシー』（平成20年3月／厚生労働省）には次のような記載があります。

「漢方薬では小柴胡湯《しょうさいことう》、柴朴湯《さいぼくとう》など複数で報告がある。漢方薬の含有成分のうち、遅延型アレルギーに関与する物質としてオウゴンが指摘されているが、アナフィラキシーの発症に関与するか否かは不明である。漢方薬はそもそも複数の生薬の〝合剤〟であり、原因成分が含有されるものであればいずれの製剤でも生じる可能性が考えられるので注意が必要である」

●漢方薬の副作用②――不眠、発汗過多、頻脈、動悸、全身倦怠感、精神興奮、排尿障害

漢方薬を飲んでいる人から、不眠、発汗過多、頻脈、動悸、全身倦怠感、精神興奮、排尿障害などの訴えを聞くこともあります。これらの諸症状は、麻黄に含まれるエフェドリンという物質が引き金となって起こると考えられます。

先に、漢方薬に含まれている生薬の働きは考えなくていいと説明しましたが、副作用のような好ましくないことが生じたときは、生薬に含まれている比較的量の多い成分が関係していることがあるのです。

たとえば、漢方薬品を販売しているクラシエのデータでは、1日量として麻黄湯に含まれるエフェドリンは17・3ミリグラム、プソイドエフェドリン（分子式は同じで、立体構造の違う光学異性体で、エフェドリンに比べて中枢興奮作用や血圧、脈拍に対する作用は弱いが、気管支拡張作用は同等で、抗炎症作用は強い）は6ミリグラムで、合計23・3ミリグラムとなります。

ちなみに、西洋薬のエフェドリン錠は、1錠中にエフェドリン塩酸塩を25ミリグラム含有しています。成人の用量は、1回12・5〜25ミリグラムを1日1〜3回となっていますので、1日量は12・5〜75ミリグラムとなります。

ですから、西洋薬の最大投与量に比べると、麻黄湯から摂取するエフェドリンの1日量は3分の1程度ですが、無視できるほど少ないわけではありません。エフェドリンに対する感受性の高い患者さんは注意が必要です。

また、エフェドリンはドーピング検査では禁止薬物です。アスリートが、風邪を引いたときにうっかり飲んでしまうと、検査で陽性になることがあります。こちらも十分に気をつけましょう。

●漢方薬の副作用③——食欲不振、胃部不快感、悪心、嘔吐

漢方薬を飲み始めて間もない時期に、軟便になることがあります。これは漢方薬に含まれる成分（配糖体）が、腸内で代謝を受ける際に起こる一過性のものである場合が多く、悪化しなければしばらく様子をみます。

本格的な胃腸症状は、麻黄（エフェドリン）、大黄《だいおう》（レインアンスロンなどのアントラキノン誘導体）、地黄《じおう》（カタルポールなどのイリドイド配糖体）などに含まれる比較的量の多い化合物によるものと考えられます。飲み続けることが難しい場合は、服用を中止するしかありません。

●漢方薬の副作用④——肝機能障害

自覚症状はなく、血液検査をしなければわからない程度の肝機能障害はときどきみられます。ほとんどはトランスアミナーゼ（ＡＳＴ、ＡＬＴ）値が１００以下で、それほど重大なものではありませんが、漢方薬を中止して、肝庇護薬を投与する必要があります。ふつうは短期間で改善します。

ただし、漢方薬の投与期間が2週間以上になり、月単位で継続して使用することになると、重大な副作用の可能性が出てきます。漢方薬の服用が月単位になるときは、最低3カ月に1回は肝機能検査をすべきです。

●漢方薬の副作用⑤――間質性肺炎

漢方薬の副作用として間質性肺炎が広く知られるようになったのは、1996年3月に「小柴胡湯の副作用で10名死亡」という報道があったことがきっかけでした。いわゆる「小柴胡湯事件」です。漢方薬は安全という印象が強かったので、この報道はかなりショッキングなものとして社会に受け止められ、漢方薬の処方が激減しました。

小柴胡湯は活動性の肝炎に使っている限りは、強力な抗炎症作用を発揮して有用なのですが、当時は肝臓に問題があれば何でも使えるという風潮が広まっていました。その結果、適応外の患者さんにまで多数投与され、重症の間質性肺炎で死に至る人が出てしまったのです。死亡した方たちは、肝臓に活動性の炎症のない、肝硬変や肝がんの患者さんだったそうです。

間質性肺炎は、乾いた咳で始まることが多く、放っておくと、呼吸困難になり、酸素飽和度が下がります。胸部X線検査や胸部CT検査を行うと、すりガラス様の特有の陰影がみられます。治療には主に副腎皮質ホルモンを使います。早期に発見されれば、治療に難渋することはほとんどありません。

間質性肺炎を起こす漢方薬は、強い抗炎症作用を引き出すものが多いので、炎症がほとんどないか、ごく軽い炎症がある患者さんに投与すると、間質性肺炎のリスクが高まります。

とはいえ、発生率は自然発生の間質性肺炎と同じですので、漢方薬によって発生する率は実際には限りなくゼロに近いのです。活動性の炎症の患者さんに使っている限り、小柴胡湯は安全で効果の高い漢方薬といえます。

●漢方薬の副作用⑥——偽アルドステロン症、ミオパチー、横紋筋融解症

漢方薬の副作用として挙げられているものの中には、偽アルドステロン症、ミオパチー、横紋筋融解症《おうもんきんゆうかいしょう》という、一般にあまり馴染《なじ》みのない疾患があります。

偽アルドステロン症は、薬剤などが原因で血液中のカリウム濃度が大幅に低下（低カリウム血症）してしまう疾患です。低カリウム血症になると、筋肉が萎縮して力が入らなくなり、手足のけいれんや脱力感などが起こりやすくなります。これはミオパチーと呼ばれます。

さらに、低カリウム血症を放置すると、骨格筋（身体を動かす筋肉）細胞の融解や壊死《えし》が起こり、筋肉の成分が血液中に大量に流出する横紋筋融解症の引き金になります。横紋筋融解症は、急性腎不全、多臓器不全などを起こして死亡するリスクもある疾患なので注意が必要です。

漢方薬との関係では、甘草《かんぞう》という生薬に含まれるグリチルレチン酸が、薬物性低カリウム血症（偽アルドステロン症）の引き金となる可能性が指摘されています。甘草の量が多くなると発生頻度が高くなるといわれています。

ただし、非常に短期間で低カリウム血症になる人もいますので、おそらく漢方薬による負の応答を患者さんが示したときに発症するのではないかと、私は考えています。2～3種類の漢方薬を長期に服用しても、多くは血中のカリウム濃度に変化はありません。ですから、服用量と比例して発生頻度が上がるという見方は、必ずしも正しくないと思います。

ただし、高齢者が長期にわたって漢方薬を服用した場合、数カ月単位で徐々に血中カリウム濃度が下がり、最終的に低カリウム血症（2mEq／L台）になってしまうことがあります。対策としては、最低3カ月に1回は血中カリウム濃度を測定するといいでしょう。

●漢方薬の副作用⑦——中等度以上の肝機能障害・劇症肝炎

稀ではありますが、漢方薬の服用により、重い肝機能障害（血清トランスアミナーゼ値が3桁以上）を起こしたり、さらに非常に稀ですが、劇症肝炎を引き起こしたりするケースが報告されています。

肝機能が急速に悪化すると、強い全身倦怠感や黄疸《おうだん》が出現することがあります。このような副作用があり得ることを常に頭に入れておくことで、発見の遅れを防ぐことができます。

●漢方薬の副作用⑧——腸間膜静脈硬化症

山梔子《さんしし》（くちなし）を含有する漢方薬の長期服用は、腸間膜静脈硬化症の原因になることが指摘されています。山梔子の中のゲニポシドと呼ばれる成分の代謝産物が、腸間膜の静脈の壁を厚くしたり、石灰化したりして血液の流れを悪くし、腸管の虚血性変性を引き起こすと考えられています。

腹痛、下痢、悪心、嘔吐などの消化管症状が生じるほか、腸閉塞に至るケースもあります。腸間膜静脈硬化症が認められた場合は、すぐに漢方薬の服用を中止し、必要に応じて薬物治療を行います。腸閉塞を起こしているような重症例は手術が必要となります。

漢方薬には科学的な裏付けがないって本当？

医療現場で漢方薬の処方率がなかなか上がらない背景には、「漢方薬には科学的な裏付けがない」という根強い偏見があります。本当に漢方薬には、科学的な裏付けがないのでしょうか。

西洋薬が、薬価基準に収載される（保険適用になる）ためには、その西洋薬に明らかな薬効があり、しかも従来の西洋薬よりも確実に有効性が高いことを、厳密な臨床試験を行って証明する必要があります。

この臨床試験は、薬が認可されるまでに第１～３相《そう》試験、認可されたあとに第４相試験というものが行われます。

第1相試験は毒性試験で、主にラットやマウスなどの実験動物を使って、重大な毒性や催奇形性《さいきけいせい》がないかを調べたり、ＬＤ50といって半分の実験動物が死んでしまう投与量を調べたりします。薬として効果を表す量と、害を及ぼす量が、あまり近いものは薬としては不適当ですので、この時点で除外されることになります。この試験をパスしたものを使って、次に人間を使った試験に進みます。

第2相試験は、少数のボランティアを使って、薬が最も有効になる投与量を決めます。次に多数の患者さんを募って、第2相試験で決めた投与量が、本当に最も効果を表すのかどうかを検討するのが第3相試験です。これで明らかな効果が認められると、薬として認可され、薬価基準に収載されて、値段がつくことになります。

薬として販売されたあとも、予期しなかった副作用などが出現しないかどうかを調べるために、大規模な調査が行われます。これを第4相試験といいます。病院で処方される薬は、このような非常に厳密なプロセスを経て、製造販売されているのです。

これに対して、１８００年くらい前にレシピが完成した漢方薬は、薬価基準に収載されるにあたって、西洋薬のような臨床試験を課されませんでした。太古から使われていて、効くことが明らかなのだからという理由で、臨床試験なしで薬価基準に収載されました。

このことを理由に、漢方薬に対して懐疑的な人は、漢方薬の〝薬〟としての質に疑問を持ち、「漢方薬は西洋薬よりもレベルの低い薬なので信用ならない」という意見を述べられることがあります。

しかし、漢方薬の薬としての質が、間違いなく担保されていることは、次項で説明する歴史的事実から明らかです。

有効性を裏付ける「第1～3相試験」はすでに終わっている

漢方薬の材料は「生薬」と呼ばれ、そのほとんどが植物です。植物にはいろいろな成分が含まれており、中には口にしたら短時間で死に至るような猛毒もあります。

医療に使える植物について研究する学問を生薬学といいますが、歴史的に最初に編纂《へんさん》された生薬学の書物は『神農本草経《しんのうほんぞうきょう》』です。紀元後200年頃の成立といわれています。この書物には、365種の生薬が取り上げられていますが、昔、「神農」という人物がいて、野山を歩き回っていろいろな植物を口にした結果、生薬一つひとつの効能が明らかになったという伝承が書いてあります。

神農の存在は伝説としても、昔の人たちが植物の効能を経験的に明らかにしてきたことは間違いありません。ある植物を口にした結果、死んでしまったり、重い障害が残ってしまったりすることもあったでしょう。実際には多数の犠牲者がいて、その結果、危ない植物は除外され、効能のあるものだけが生薬として、現代に伝えられてきたと考えられます。

つまり、果てしない歳月をかけて、人を使った精密な毒性試験が行われてきたことになり、これはまさに人体実験による第1相試験が終わっていることを意味します。

中国以外でも、植物の生えているところであれば、世界中に生薬を使ったハーブ療法があります。しかし、いずれも単体の生薬を使っています。中国も最初は生薬を単独で使っていたと考えられます。

ところが、いつの時代からか、中国では複数の生薬を混ぜて煎じることにより、あたかも新しい薬になったかのような応答を患者さんが示すことを見つけました。その後、急性期の疾患を治療する漢方薬では、多くて5種類くらいまでの生薬を混ぜて次々と新しいレシピが考案されました。

そのようにして、広大な中国のあちこちで、200～300年かけて特定のフォーマットに基づいて、厳密な臨床試験が行われてきた結果、最も有効率の高いレシピに集約することができました。その結果をまとめたのが、世界初の漢方処方集『傷寒論《しょうかんろん》』です。今から約1800年前に張仲景《ちょうちゅうけい》が編纂したといわれています。

現在よく使われている葛根湯《かっこんとう》のレシピも、すでに『傷寒論』に記載されています。しかも、当時のレシピのまま、今も使われています。太古に作られたとは思えないほど、レシピの質が高く、少しでも組成を変えると薬効が落ちるのです。

こうしたことから、信頼性の高い第2、3相試験も、1800年前にすでに終わっており、歴史的にみると、漢方薬の薬としての質は担保されているといえます。

厳密な「二重盲検試験」も多数実施

薬の効果を確認するための厳密な試験法として「二重盲検ランダム化比較試験」と呼ばれる方法があります。

どのような試験法かというと、被験者（試験の対象者）をランダムに二つのグループに分けて、一方には試験対象になる本物の薬を、もう一方には本物の薬と外見も味もそっくりに作った薬効と無関係な偽薬《ぎやく》（プラセボ）を飲んでもらいます。このとき、被験者はもちろん、薬を処方する医師にも、試験の結果が出るまで、どちらが本物の薬であるのかわからないようにします。

その結果、本物の薬を飲んでいたグループのほうが、偽薬を飲んでいたグループよりも、統計学的に明らかに有効性が高い場合、薬の効果が正式に認められます。

日本東洋医学会という、漢方界の元締めのような組織のホームページに「エビデンスレポート」という項目があり、漢方薬を使った「二重盲検ランダム化比較試験」の論文が、驚くほど多数掲載されています。一般の人にも公開されていますので、ぜひ一度ご覧になってみてください。

漢方薬の効果は科学的根拠がない、とよくいわれますが、それらの論文を読んでいただければ、漢方薬が非科学的であるという指摘が、いかに不当なものであるかがわかるでしょう。

科学性を重視した「サイエンス漢方」とは

私は、安井廣迪《やすいひろみち》先生（三重県四日市市・安井医院院長）、木元博史《きもとひろし》先生（千葉県いすみ市・永津さいとう医院院長）とともに、２０１２年に「サイエンス漢方処方研究会」を立ち上げました。

それまで、漢方薬という薬を正しく処方するためには、古典的な漢方理論を習得しなければならないと、誰もが当然のように思っていました。しかし、漢方薬という薬を科学的にみることで、古典的な考察法によらなくても、正しく漢方薬を処方する方法があることを見出しました。

そこで、従来行われていた漢方診療といわれているものの中から「漢方薬」だけを取り出して、その運用法を科学的に説明するという意味合いを込めて「サイエンス漢方処方」という造語を考案しました。サイエンス漢方処方研究会の設立趣意書にその点が詳しく述べられていますので、以下、全文を転載します。

——サイエンス漢方処方研究会・設立趣意書——

古代中国をその起源とし日本に渡って独自の発達を遂げた人類の宝ともいうべき漢方医学は、現代医療の中で市民権を得始めてはいるが、真の意味での普及は遅々として進まない。そのひとつの原因は、漢方医学の施行の手段としての漢方薬という多数の化学物質の集合体を処方するときに、多くの臨床医にとって、現代科学からみると観念的な哲学体系や経験論に基づいた複合的な体系を習得し実践しなければならないことが、正しい漢方薬の処方のための意思決定に避けて通れないとされていることにある。

しかし、漢方薬は現代医学のひとつの根幹である薬理学からみると、超多成分系であることを除けば新薬と何ら変わりのない薬剤であり、漢方薬を効果的に処方するには、中医学や漢方医学を「道」として極めるより、科学的に理解して運用する方がはるかに有効かつ現実的な手段である。

この研究会の立ち位置は、伝統医学としての中医学や漢方医学の普及はあまた存在する他の研究会等に譲り、現代薬理学の中での漢方薬の科学的な位置づけを明確にし、現代医療の枠組みの中で漢方薬を積極的、効果的かつ安全に、しかも医師であればだれもが診療に取り入れられることにより、現代医学の質を飛躍的に向上させるところにある。

これを実現するためには漢方薬が有効であるというエビデンスを積み上げるだけでは不十分で、漢方薬の作用機序の解明が必要にして不可欠である。このような現状認識と将来への展望を踏まえて、このたび「サイエンス漢方処方研究会」を設立するに至った。

本会は現代医学に基づいた漢方処方の研究の促進ならびに漢方薬に関する科学的に正確な知識の普及をはかり、もって、現代医学の基盤に漢方処方を据えてより優れた医学と医療の発展をめざす。それと同時にわが国および世界にその成果を情報として発信することにより人類の福祉に寄与し、国際協力の発展に尽くすことを目的とする。この趣旨に賛同される諸氏の参加を切に希望するものである。

漢方薬の真の価値を広く普及させたい

趣意書にあるように、サイエンス漢方処方研究会を設立した背景には、現代医学の中で孤立している漢方の世界に風穴を開け、漢方薬の真の価値を国内外に広く発信したいという強い思いがあります。

思い返せば1984年、和漢医薬研究を伝統医学的、現代医学的および薬学的な見地から総合的に発展させることを目的として、「和漢医薬学会」（正会員数667人）が設立されました。

しかし、設立から33年以上経過した現在でもなお、漢方薬が西洋薬と同じような薬であるという固定観念から脱却できていません。未だにほとんどの研究発表が、漢方薬を構成している化合物の中の量の多いものに注目し、それを主成分として、漢方薬の作用に結びつけるという誤謬《ごびゅう》を続けています。

その結果、漢方薬を材料とした研究の行き先が五里霧中となり、和漢医薬学会自体が目的を失って漂流しているのが現状です。しかも、和漢医薬学会の会員は、ほとんどが日本東洋医学会と重なっています。

これに対して、サイエンス漢方処方研究会は、従来の漢方薬の運用法の説明に違和感を覚え、「陰陽学説」や「証《しょう》」といった古典を勉強するつもりなどさらさらないけれど、それでも漢方薬は臨床の現場で使ってみたいという医療関係者が、会員の大半を占めています。2017年現在、会員数はまもなく400人に達します。

サイエンス漢方処方研究会が、今後どのように発展していくのかはまったく未知数ですが、古典的な漢方医学といわれている分野には何の興味もない、圧倒的多数の医療関係者を相手にしていることだけは間違いありません。医療関係者以外でも、漢方薬に興味のある人は大歓迎です。

研究会の内容のさらなる充実を図って、数年以内には、和漢医薬学会の会員数を逆転するくらいの思いで取り組んでいます。

漢方薬の実体がひと目でわかる「階層構造」図

漢方薬の普及が遅れた最大の原因は、「実体がわかりづらい」ことにあると考えています。そのため、私は15年以上前から、週末ごとに漢方の講演やセミナーで全国を回っていますが、その際、漢方の初心者の人でもひと目でわかるように、1枚のスライドに個々の漢方薬の全貌をまとめた「階層構造」の図をみていただきながら説明しています。

第3章でも、抗がん剤の副作用に使われる漢方薬について、それぞれ階層構造の図を示してあります。ここでは誰もがよく知る葛根湯を例に挙げて、階層構造の図の見方を簡単に説明します。

階層構造図の例――葛根湯《かっこんとう》

病　態	胸から顔と、首から腰の炎症や筋の強《こわ》ばり　じんましん　食物アレルギー
応　答	炎症が速やかに消退　筋の強ばりが緩和　アレルギーが消退
処方のコツ	咽頭炎は応答しない　応答が鈍いので風邪には向いていない ※長期投与以外副作用を気にする必要なし
留意すべき副作用	虚血性心疾患　不眠　尿閉（尿がたまっているのに尿が出なくなること）　偽アルドステロン症　薬疹　ミオパチー　肝機能障害　黄疸
病　名	肩こり　緊張型頭痛　頸部リンパ節炎　上半身神経痛　広義の背部痛　乳腺炎・乳汁分泌異常　眼精疲労　顎関節症　耳下腺炎　慢性じんましん　食物アレルギー

【病態】

一番上の「病態」というのは、葛根湯を投与したとき、患者さんから応答を得ることができるのは、身体のシステムがどのような変調をきたしている場合なのか、ということを示しています。適切な漢方薬を選択するうえで、最も重要な視点といえます。

薬を選ぶとなると、どうしても不調の原因は何か、あるいは具体的にどんな症状を抑えればいいのか、といったことにとらわれがちです。しかし、漢方薬は不調を治す薬ではなく、身体のシステムを正常化する応答を引き出す薬ですので、今現在、どのシステムがどのように変調をきたしているのかを推定することが、最も重要なポイントになります。

【応答】

二番目の「応答」は、的確な漢方薬が選択された場合に、患者さんがどのような反応を示して、変調をきたしたシステムを正常化していくのか、というプロセスを示しています。

【処方のコツ】

三番目の「処方のコツ」は、効果のしくみは明らかではないものの、著者自身、あるいは先人の経験則から、このような条件下では患者さんが「効果を示しやすい人(responder)」になる可能性が高いという情報を記載しています。

効果だけではなく、このような病態は「効果を示しやすい人」にならないという、マイナスの情報も書いてあります。葛根湯でいえば、咽頭炎という炎症については、投与しても「効果を示しやすい人」にはなりません。

また、葛根湯は巷では「風邪に葛根湯」が常識のようにいわれていますが、実際には風邪の人に葛根湯を飲んでもらっても、明確な応答を引き出すことはできません。常識と思われている知識が違っている場合には、その情報も入れてあります。

【副作用】

漢方薬は微量の調味料の集合体のようなものですので、個々の化合物の量は非常に少なく、これが副作用の少なさにつながっています。

しかし、前述したように、複数の成分の中で比較的量が多く含まれている化合物は、モノによっては副作用の原因になり得ます。葛根湯に含まれるエフェドリンは西洋薬よりかなり少ない量ではあるものの、エフェドリンに強く応答する患者さんでは、虚血性心疾患を誘発したり、興奮して不眠になったり、前立腺が腫れて尿閉が起こったりすることがあります。

もう一つ、葛根湯の甘草という生薬に含まれているグリチルレチン酸は、薬物性低カリウム血症というマイナスの応答を引き出すことがあることも、前にお話しした通りです。

いずれの場合も、救急や急性期の症状に数日しか使わないときは、ほぼ問題になりません。

【病名】

五番目の「病名」は、この病名ならこの漢方薬という意味ではありません。同じ病名でも病態が違うことはよくあるからです。病態が違えば、選択する漢方薬も異なります。

たとえば、同じ咽頭炎という病名でも、その程度や発症からの日数が異なると、炎症の様相がかなり違う場合があり、病態によって選択される漢方薬が違ってきます。

ただし、こむら返りに芍薬甘草湯というように、病名から短絡的に漢方薬が選択できる場合も一部あります。

第3章

もう副作用は怖くない
——この症状にこの漢方

抗がん剤の効果を無駄にしないために

現在、抗がん剤はかなり進歩してきています。しかし、がん細胞だけを攻撃して、正常細胞にはまったく害を及ぼさないというレベルにはまだ達していません。

分子標的薬も、当初はがん細胞以外には悪影響を及ぼさないといわれていましたが、蓋《ふた》を開けてみると、正常細胞にも攻撃の対象となるものがあったことから、予期せぬ副作用が出て、治療に難渋することになりました。

抗がん剤の副作用は、消化器系や末梢神経系など身体のシステムの変調をきたすものが多いので、目標をピンポイントで攻撃する西洋薬では、うまく対処できないことがほとんどです。

しかし、辛い副作用が出たとき、それに耐えて抗がん剤治療を続けられる患者さんは、わずかに2割しかいないことが、大規模アンケート調査で明らかになったことは、第1章でお話ししました。

耐え難い副作用のせいで、抗がん剤の投与を途中で挫折してしまったのでは、せっかくの元気になる機会が、治療手段によって奪われてしまうことになります。

漢方薬を抗がん剤の副作用対策に使用すると、抗がん剤によって変調をきたしている身体のシステムを正常化する応答を引き出すことができます。加えて、漢方薬による効果は、早ければその日のうちに、遅くても1週間以内にほとんど実感できます。また、漢方薬そのものに重大な副作用が少ないことも大きなメリットといえるでしょう。

ただし、漢方薬を抗がん剤の副作用対策に使用する際は、必ず主治医の指導のもと、服用するようにしてください。

それでは、抗がん剤によって起こる代表的な副作用に対して、それぞれ最適な漢方薬を紹介していきましょう。

なお、本章の内容については、国立がん研究センターの『がん情報サービス（ganjoho.jp)』と、株式会社ツムラ『漢方スクエア』の「がんと漢方（kampo-s.jp)」を参考にしました。

1. 抗がん剤の副作用〈吐き気・嘔吐〉に効く漢方薬

吐き気・嘔吐は、がんの患者さんの副作用に関するアンケート調査では、辛いと感じる副作用のトップに挙げられていました（23ページ参照）。

車酔いや二日酔いなどで、一時的な吐き気・嘔吐が出現しても、かなり辛いものです。そんな状態が、抗がん剤の投与期間が終了するまで四六時中続き、何日も治まらないとなったら、その苦しさたるや、想像を絶するものだと思います。途中で抗がん剤治療をやめてしまいたくなるのも、理解できるような気がします。

吐き気を止める薬は、西洋薬の中にもあります。しかし、抗がん剤による吐き気に対しては、まったく効き目がありません。吐き気や嘔吐が続くと、食欲も喪失して低栄養となり、身体はどんどん衰弱していきます。がんと闘うための免疫力も落ちます。

●吐き気・嘔吐が起こりやすい抗がん剤

・高発現率グループ＝シスプラチン、カルボプラチン、ネダプラチン、シクロホスファミド、

茯苓飲《ぶくりょういん》

病　態	食道の蠕動障害・胃液の逆流 胃の蠕動障害・胃内水分過多
応　答	食道の順蠕動回復・逆流解消 胃の運動能回復
処方のコツ	食道の順蠕動が回復することで症状が良くなる病態に適用される
留意すべき副作用	重大な副作用はない
病　名	逆流性食道炎　悪心・嘔吐　頑固なしゃっくり　胃切除・全摘後の逆流

ダカルバジン、イリノテカン、ドキソルビシン、イダマイシン、イフォスファミド

・中発現率グループ＝ドセタキセル、パクリタキセル、フルオロウラシル、ゲムシタビン、エトポシド、マイトマイシンC

・低発現率グループ＝ブレオマイシン、ブスルファン、ビノレルビン、ビンクリスチン、ビンブラスチン、アスパラキナーゼ

●吐き気・嘔吐に効く漢方薬――茯苓飲《ぶくりょういん》

吐き気・嘔吐に使用できる漢方薬はいろいろあります。しかし、抗がん剤の副作用で起こる吐き気・嘔吐はとにかく強烈ですから、速効性があって、しかも効き目が非常にクリアなものが求められます。そうなると、茯苓飲しかあり

ません。

茯苓飲は、食道をターゲットとする唯一の薬で、食道の蠕動運動《ぜんどう》が口から胃のほうへ向かうように正常化する応答を引き出します。噴門《ふんもん》（胃の入り口）が緩んで起こる逆流性食道炎や、胃切除・胃全摘のあとの食道方向への逆流は、容易に改善できます。茯苓飲は速効性があり、一服飲むと、その瞬間から逆流しなくなるケースがほとんどです。私の経験ではほぼハズレがありません。

＊処方例1

茯苓飲　1回1包　1日3回　14日分

迅速に効果が発現し、効果がクリアなので、1回の服用で有用かどうか判断できます。飲み忘れをする人はまずいません。そのくらい患者さんにとって、明らかな効果を実感できる薬ということです。

＊処方例2

茯苓飲　1回1包　1日3回毎食前／ランソプラゾール　15～30㎎　1回1錠　1日1

回朝食前　14日分

胃切除術後や通常の逆流性食道炎では、制酸剤を併用します。ちなみに、茯苓飲単独と、茯苓飲および制酸剤のランソプラゾールの併用、そしてランソプラゾール単独で、それぞれ効果の差をみたところ、両者を併用した場合が最も効果的でした。しかし、茯苓飲単独でも十分に効果がある一方、ランソプラゾール単独でＯＫという人はいませんでした。

●自分でできる漢方薬以外の対処法

吐き気・嘔吐の予防

・抗がん剤治療を受ける日は食事の量を少なめにします。
・治療の数時間前は食事をとらないようにします。
・身体を締め付ける衣服は避けます。

吐き気・嘔吐が起こってしまったら

・身体の右側を下にして横向きに寝て、エビのように身体を曲げます。
・ぬるい飲みものは気持ちが悪くなるので、氷を入れた水や番茶、レモン水でうがいをしたり、氷片を口に含んだりします。

・においに敏感になることも多いので、においの強いものを避け、空気清浄機などを利用します。
・好きな音楽を聞いたり、好きな映画を見たりして、リラックスします。
・食欲がわかないときは、無理に食べようとせず、水分だけを補給します。
・揚げ物、煮物、煮魚、焼き魚を避け、冷たいスープやポタージュなどを試してみます。

2. 抗がん剤の副作用〈口腔粘膜炎〉に効く漢方薬

口腔粘膜炎は、以前は口内炎といわれていました。しかし、抗がん剤の進歩に伴って、炎症の程度がひどくなり、口腔粘膜や咽頭粘膜が広範囲に障害されることが多くなってきたことから、最近は口腔粘膜炎という呼称が一般的になりました。

口腔粘膜炎がひどくなると、痛む、しみる、食べ物の味がわからない、乾燥する、腫れる、食べにくい、飲み込みにくいなどの不快な症状が現れ、口から食事をとることが困難になります。長期にわたって続くと、栄養不良によって経過が悪くなります。

●口腔粘膜炎が起こりやすい抗がん剤

メトトレキサート、フルオロウラシル、エトポシド、シタラビン、シスプラチン、シクロホスファミド、パクリタキセル、ドセタキセル

半夏瀉心湯《はんげしゃしんとう》

病態	胃腸の激しい炎症　口腔粘膜の激しい炎症　腸管の心身症
応答	胃腸と口腔粘膜の炎症が迅速に消退する 数日で普通便になる
処方のコツ	おなかがゴロゴロ鳴る 発酵性下痢（腸内で内容物が発酵しているような下痢）を呈する人に
留意すべき副作用	偽アルドステロン症　薬疹　間質性肺炎 ミオパチー　肝機能障害・黄疸 ※長期投与以外副作用を気にする必要なし
病名	急性胃腸炎　口腔粘膜炎　過敏性腸症候群下痢型

●口腔粘膜炎に効く漢方薬①――半夏瀉心湯《はんげしゃしんとう》

半夏瀉心湯は、口腔粘膜の激しい炎症を鎮める応答を引き出します。あくまでも激しい炎症が対象なので、炎症が軽くなると、患者さんはまったく応答しなくなります。

口腔粘膜に激しい炎症が起こっている場合、服用するときは、水に溶かして水薬《すいやく》にし、直接口腔粘膜や舌になじませる「含み飲み」をします。水薬にするには、半夏瀉心湯のエキス剤を水と混ぜ、電子レンジに入れて短時間チンすると、完全に溶けます。これを舌の裏側のスペースに入れて、ゆっくり舌を下ろし、両脇からジュワッと出てきた液を、顔を傾けながら口内を巡らすようにして、炎症部分にヒタヒタと馴染ませます。

うがいのようにブクブクすると、粘膜に当たるのはほとんどが空気で、半夏瀉心湯を馴染ませにくくなるので注意します。かなり苦い薬ですが、口腔粘膜炎がひどい場合は、味覚の機能も低下しているのでまったく問題ありません。

＊処方例

半夏瀉心湯　1回1包　1日3～4回　7日分

西洋薬のうがい薬では治りませんが、半夏瀉心湯の含み飲みは、1日で有用かどうか判断できます。

●口腔粘膜炎に効く漢方薬②――黄連解毒湯《おうれんげどくとう》

黄連解毒湯は、口腔粘膜炎の治療だけでなく、口腔粘膜炎の発生が予想される場合、あらかじめ服用しておくと予防効果があります。

黄連解毒湯の服用と、半夏瀉心湯の含み飲みを併用しても構いません。私自身、放射線治療の副作用で口腔粘膜炎を起こしていた頭頸部がんの患者さんに、半夏瀉心湯と黄連解

口腔粘膜炎が短期間で改善

漢方服用前　　　**服用1週間後**

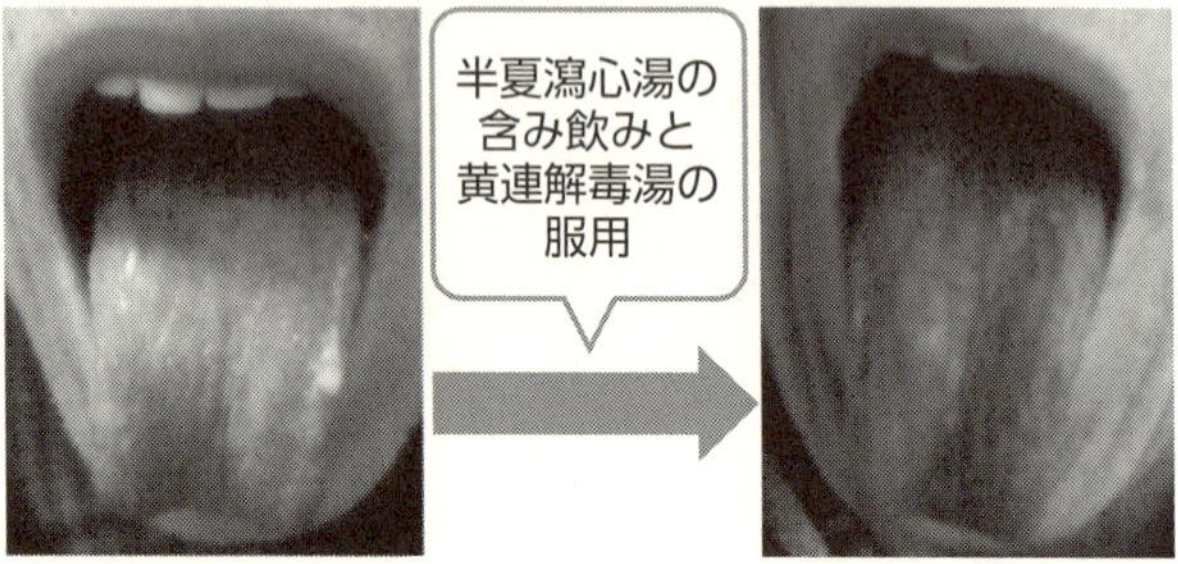

放射線治療の影響で口腔粘膜炎になり、舌も真っ白い苔が生えている状態

4〜5日で健康的な赤色に戻ったという。「ごはんがおいしくなった」

毒湯を併用して治療したことがあります。その結果、4〜5日で自覚症状はほとんど改善し、舌の色も最初は全体的に真っ白い苔《こけ》が生えている状態でしたが、治療後は健康的な赤色に戻っていました。「ごはんがおいしくなりました」とおっしゃっていたのが、とても印象的でした。

＊処方例

黄連解毒湯　1回1包　1日3〜4回　7日分

1〜3日の服用で有用かどうか判断できます。

黄連解毒湯《おうれんげどくとう》

病　態	胃の激しい炎症　口腔粘膜の激しい炎症 心・腎血管炎　出血
応　答	胃と口腔粘膜の炎症が迅速に消退 心・腎機能改善　止血機構稼働
処方のコツ	頭に血が上るときに使ってみる（高血圧に伴う症状）　のぼせ　顔面紅潮　イライラ
留意すべき副作用	腸間膜静脈硬化症　皮膚の色素沈着　間質性肺炎　肝機能障害・黄疸 ※長期投与以外副作用を気にする必要なし
病　名	胃炎・消化性潰瘍　口腔粘膜炎　喀血・吐血　皮膚掻痒症（抗ヒスタミン薬不可例）

●自分でできる漢方薬以外の対処法

口腔粘膜炎の予防

・うがい＝口腔内を清潔に保つために、2時間おきにうがいをします。目安は1日7～8回です。食事の前後に行う習慣をつけるといいでしょう。うがい薬は刺激が強いので使用を避け、水だけでうがいをします。

・歯磨き＝毎食後と就寝前の4回行うことが基本です。歯ブラシはできるだけ柔らかいものを選び、練り歯磨きはメントールやアルコールなどの刺激のあるものは避けます。力を入れずに丁寧に磨いてください。デンタルフロスは、歯茎を傷つけることがあり、傷から炎症が悪化したり、出血したりしますので、使わないほうが無難です。

・禁煙＝タバコのヤニが歯や歯茎に付着すると、歯茎の微小循環が悪くなり、口腔粘膜炎が悪化する誘因になります。そもそもがんの治療中は、禁煙が原則です。

口腔粘膜炎が起こってしまったら

・なるべく刺激のない食べ物を選びましょう。それでもしみるときは、無理に食べることは避けます。

・口腔粘膜炎が起こったあとは、うがいで改善することはできません。特にポビドンヨードうがい液は、粘膜病変を悪化させるので禁止です。

3．抗がん剤の副作用〈下痢〉に効く漢方薬

下痢は、抗がん剤の副作用としては古典的なもので、フルオロウラシル（商品名：5－FUなど）が開発された1950年代から、頻度の高いものでした。

下痢が長期間続くと、身体から必要なものが流れ出てしまいます。一方で、食欲も減退し、栄養状態が悪くなって衰弱が進みます。脱水状態に陥る危険性もあります。

●下痢が起こりやすい抗がん剤

イリノテカン、エトポシド、フルオロウラシル、メトトレキサート、シタラビン、ドキソルビシン、アクチノマイシンD

●下痢に効く漢方薬――半夏瀉心湯《はんげしゃしんとう》

抗がん剤による下痢には、半夏瀉心湯を使用します。抗がん剤による下痢は、抗がん剤の代謝物質による直接の小腸粘膜刺激によるもので、薬剤性腸炎としては程度が重いこと

半夏瀉心湯《はんげしゃしんとう》

病態	胃腸の激しい炎症　口腔粘膜の激しい炎症　腸管の心身症
応答	胃腸と口腔粘膜の炎症が迅速に消退する　数日で普通便になる
処方のコツ	おなかがゴロゴロ鳴る 発酵性下痢（腸内で内容物が発酵しているような下痢）を呈する人に
留意すべき副作用	偽アルドステロン症　薬疹　間質性肺炎　ミオパチー　肝機能障害・黄疸 ※長期投与以外副作用を気にする必要なし
病名	急性胃腸炎　口腔粘膜炎　過敏性腸症候群下痢型

から、半夏瀉心湯くらいの強力な応答を引き出す漢方薬でなければ対処できないのです。予防効果はなく、症状が起こってから服用します。

抗がん剤による下痢に対し、半夏瀉心湯は多方面から身体の応答を引き出します。

＊処方例

半夏瀉心湯　1回1包　1日4〜6回　7日分

激しい腸管の炎症を収束させるために、1日4〜6回の服用は当たり前です。多い回数から始めて、便の性状や腹部症状をみながら減量していきます。1日の服用で有用かどうか判断できます。

●自分でできる漢方薬以外の対処法

下痢の予防と対策

・食事＝下痢を誘発するような食べ物を避けましょう。トウガラシ系の香辛料、脂肪を多く含む食品、乳製品、食物繊維を多く含む食品、アルコール、炭酸飲料などはその代表です。

・水分補給＝下痢によって脱水症状にならないように、水分はこまめに飲んでください。

・冷え対策＝おなかが冷えると、下痢をしやすくなります。腹巻などで保温する昔ながらの方法も、意外と有用です。

4. 抗がん剤の副作用〈末梢神経障害〉に効く漢方薬

タキサン系の抗がん剤をはじめ、抗がん剤には神経毒性を有するものが数多くあります。神経細胞そのものが障害を受ける場合と、神経細胞から伸びている軸索《じくさく》と呼ばれる電線のような部位が障害を受ける場合があると考えられています。

発生のしくみは不明な部分も多いのですが、末梢神経障害が起こると、次のような症状がみられます。

・手足や足先のしびれ、冷感
・ボタンをかけにくい
・物がうまくつかめない
・文字がうまく書けない
・転びやすい
・靴がうまく履けない
・冷感刺激に敏感になる

いずれも、命に関わるものではありませんが、日常生活に大きな支障が出て、患者さんにとっては非常に辛い副作用です。

●末梢神経障害が起こりやすい抗がん剤

パクリタキセル、ドセタキセル、シスプラチン、シタラビン、ビンクリスチン、ビンデシン、ビンブラスチン、オキサリプラチン

●末梢神経障害に効く漢方薬①

桂枝《けいし》加《か》朮《じゅつ》附《ぶ》湯《とう》または桂枝《けいし》加《か》苓《りょう》朮《じゅつ》附《ぶ》湯《とう》

桂枝加朮附湯は、上半身に生じた整形外科系の症状に作用するという部位特異性と診療科特異性を持っていて、下半身の病気に使われることはありません。主に上半身の神経痛・神経炎と関節痛・関節炎に使用されます。

湿気や冷気という環境因子により、症状が悪化する患者さんが応答しやすい傾向にあり、これを服用したときに身体が温まる感じがする人によく効きます。症状が強い場合には、この漢方薬にもともと含まれている附子を増量すると、より強い応答が得られることがあります。

桂《けい》枝《し》加《か》（苓《りょう》）朮《じゅつ》附《ぶ》湯《とう》

病　態	ほぼ上半身の症状に限定　神経の炎症 関節の炎症
応　答	神経痛としびれが軽減 関節の腫れと痛みが軽減
処方のコツ	寒さや湿気で悪化する人に効きやすい
留意すべき副作用	偽アルドステロン症　薬疹　ミオパチー ※長期投与以外副作用を気にする必要なし
病　名	神経痛（三叉/肋間/上腕）上肢の関節痛 抗がん剤による上肢のしびれ

桂枝加朮附湯ではなく、桂枝加苓朮附湯を使用しても同様の応答が得られます。両者に本質的な違いはなく、どちらも3日以内に有用かどうか判断できます。

＊処方例1

桂枝加（苓）朮附湯　1回1包　1日3回　7日分

投与量を増やしても、投与量に比例して強い応答が出ることは期待できません。1日3回で十分です。

＊処方例2

桂枝加（苓）朮附湯　1回1包　1日3回　7日分

ブシ（附子）末　1回0・67g　1日3回　7日分
ブシ末の量を増やしても、投与量に比例して強い応答が出ることは期待できません。

＊処方例3
桂枝加（苓）朮附湯　1回1包　1日3回　7日分
越婢加朮湯《えっぴかじゅつとう》　1回1包　1日3回　7日分
関節炎が高度な場合には、熱冷まし効果のある越婢加朮湯を加味します。

●末梢神経障害に効く漢方薬②――牛車腎気丸《ごしゃじんきがん》

抗がん剤による末梢神経障害のうち、足のしびれに対しては、牛車腎気丸を使用します。ブシ末を併用すると、有効率がより高くなる傾向があり、1週間以内に有用かどうか判断できます。

牛車腎気丸はもともと、下半身の症状に使用される薬で、一般的には高齢者の泌尿器・生殖器・足の筋肉の衰えを改善する漢方薬とされています。しかし、慢性疾患に対する長期投与は、有効性の判定が難しいのが実情です。

牛車腎気丸《ごしゃじんきがん》

病態	ほぼ下半身の症状に限定　神経の炎症　腰から下が冷えて痛い
応答	κ-オピオイド受容体刺激で神経痛としびれが軽減　一酸化窒素産生の増加で微小循環が改善して腰から下が温まり疼痛緩和
処方のコツ	胃腸が丈夫でないと長期間飲めない　抗コリン薬が無効の夜間頻尿に使ってみる
留意すべき副作用	薬疹　胃腸障害　間質性肺炎　肝機能障害・黄疸
病名	坐骨神経痛　老化による腰痛　下肢のしびれ　夜間頻尿　下肢筋力低下

確実に効果があるのは、足のしびれを軽減する応答を引き出す作用で、高齢者の足のしびれでも2週間以内に効果を実感できます。

＊処方例

牛車腎気丸　1回1包　1日3回

ブシ末　1回0・67g　1日3回　14日分

抗がん剤の副作用としての足のしびれには、必ずブシ末を追加します。しびれに対して一般によく処方される西洋薬のメコバラミン（商品名：メチコバール、レチコラン、メコバラミン、メチコバイド）は、実際のところ、しびれにはまったく効果がなく、何の意味もないので併用する必要はありません。

●末梢神経障害に効く漢方薬③――人参養栄湯《にんじんようえいとう》

人参養栄湯は、神経細胞が障害されていると考えられるときに服用すると、神経細胞を保護する作用を発揮して、しびれが改善することがあります。2週間の服用で、有用かどうか判断できます。

基本的には、桂枝加（苓）朮附湯と牛車腎気丸を使ってもだめなときに、第三の矢として使用します。

しかし最近では、神経細胞も軸索も同時にやられていることのほうが多いのではないかと考えられて、私の治療では、最初から桂枝加（苓）朮附湯または牛車腎気丸を併用するようにしています。

＊処方例

桂枝加（苓）朮附湯または牛車腎気丸　1回1包　1日3回

人参養栄湯　1日1包　1日3回　14日分

また、人参養栄湯は、がんや抗がん剤で免疫機構が根こそぎやられ、ヘロヘロ、ヨレヨ

人参養栄湯《にんじんようえいとう》

病態	免疫機構弱体化　感染症にかかりやすい　体力・食欲低下　神経細胞障害・しびれ
応答	抗病反応と感染防御能が回復　体力と食欲が回復　神経細胞保護
処方のコツ	十全大補湯と違い造血作用があるので、骨髄異形成症候群や再生不良性貧血に　寝汗　肺の症状に
留意すべき副作用	偽アルドステロン症　薬疹　ミオパチー　肝機能障害・黄疸
病名	免疫能低下　食欲不振・倦怠　肺がん・肺転移　貧血末梢神経障害

レになっている身体を立て直すうえでも有効なので、感染症の予防、ひいてはがんとの闘いが有利になります。

肺の疾患に対する臓器特異性（ある臓器だけに特に効果があること）があるのが特徴で、造血・精神安定作用も備えています。

＊処方例

人参養栄湯　1回1包　1日3回　14日分

肺がん、肺転移には第一選択ですが、長期投与が必要となります。抗がん剤による末梢神経障害にも、神経細胞保護作用という桂枝加（苓）朮附湯や牛車腎気丸とは違う作用機序を発揮します。

●**自分でできる漢方薬以外の対処法**

・入浴などで、しびれている部分を温めます。
・マッサージなどで、しびれている部分を動かします。

5．抗がん剤の副作用〈血小板減少〉に効く漢方薬

抗がん剤を投与すると、骨髄の働きが抑えられて、出血を止める働きを持つ血小板が減少します。抗がん剤を開始して1週間から10日で減り始め、2週間くらい減少し続けるのが一般的です。

血小板の基準値は15～35万／μℓですが、これが3万／μℓ以下になると、止血機構が十分働かなくなり、次のような症状が起こります。

・皮下出血（俗に内出血、青タンともいう）
・歯磨きをしたときに口の中が出血する
・鼻をかんだときに鼻血が出る
・消化管出血を示す黒い便や血便、尿路出血を示す血尿
・皮膚の点状出血、斑状出血

西洋薬には、血小板を増やすものがないので、危険なレベルまで血小板数が減ったときは、血小板輸血をするしか方法がありません。しかし、血小板の寿命は10日程度なので、

血小板減少が長引くと、何度も血小板輸血をしなければならず、身体的負担はもとより、経済的負担も大きくなります。

●血小板減少が起こりやすい抗がん剤

すべての抗がん剤で、血小板減少は起こり得ます。血小板減少の程度や期間は、抗がん剤によって異なります。

●血小板減少に効く漢方薬――加《か》味《み》帰《き》脾《ひ》湯《とう》

加味帰脾湯は、血小板が減少しているときに使用すると、血小板を増加させる応答を引き出します。抗がん剤による血小板減少の場合は、1～2週間の服用で有用かどうか判断できます。

また、抑うつ状態の人が使うと、次第に気分が晴れていく応答を引き出すことから、抗がん剤治療による気分の落ち込みの回復にも使えます。

ただし、抑うつ状態を超えたうつ病の人が使用すると、自殺するほど元気になることがありますので、うつ病の人には禁忌です。

加味帰脾湯《かみきひとう》

病　態	抑うつ状態 種々の原因による血小板減少
応　答	次第に気分が晴れる　血小板が増加する
処方のコツ	うつ病には禁忌（自殺を誘発） 効果発現に１年以上かかる（再生不良性貧血）
留意すべき副作用	腸間膜静脈硬化症　皮膚の色素沈着　偽アルドステロン症　薬疹　ミオパチー
病　名	抑うつ状態　特発性血小板減少性紫斑病 再生不良性貧血

＊処方例１　抗がん剤による血小板減少

加味帰脾湯　1回1包　1日3回　14日分

血小板を減少させる副作用を持つ抗がん剤と同時服用する場合には、1〜2週間で2万／μℓまで下がるところが、4万／μℓですむという程度の効果は得られます。

＊処方例２　抑うつ状態

加味帰脾湯　1回1包　1日3回　28日分

抑うつに対する効果は、通常3週間を過ぎてから徐々に現れます。

●自分でできる漢方薬以外の対処法

出血の対応

・出血したときは、タオルなどの布で出血部位を圧迫します。
・ティッシュなどの紙で押さえると、紙の繊維が傷口に残って、そのあとの処置が大変なので注意します。
・鼻血の場合も、ティッシュを使わず、鼻をつまんだり、タオルで押さえたりするようにします。

日常生活の注意点

・身体をぶつけたり、転んだり、ケガをしないようにします。
・皮膚を強くかいたり、こすったりしないようにします。
・ヒゲ剃りは、カミソリではなく電気シェーバーを使用します。
・傷がつく可能性のある手作業を行うときは、手袋を使用します。
・爪は短めに切り、皮膚に傷をつくらないようにします。
・歯磨きは柔らかい歯ブラシを使用し、歯茎を傷つけないようにします。
・衣服やベルト、下着を着用する場合は、きつく締め付けないようにします。

・排便時にはなるべく力まないようにします。
・日ごろから繊維質の多い食品を意識して食べます
・必要に応じて、主治医に下剤を処方してもらいましょう。
・アルコールは血液を固まりにくくするので避けます。
・鎮痛剤、解熱剤などには血小板凝集能を抑制する作用のあるものもあります。薬を薬局で購入するときには、血小板凝集能を抑制しないかどうかを、薬剤師に尋ねましょう。

6．抗がん剤の副作用〈食欲不振〉に効く漢方薬

抗がん剤治療を受けている人は、基礎代謝の1・5～2倍のエネルギーが必要ともいわれています。そのため、本来は通常以上にエネルギー源となる三大栄養素を食事でとる必要がありますが、抗がん剤を投与中は、副作用で食欲が大幅に落ちるケースが大半です。

たとえば、抗がん剤のシスプラチン（CDDP）を投与すると、腸のクロム親和性細胞が抑制され、セロトニンが分泌されて、それが胃袋にある食欲を増進させるペプチド（グレリン）の分泌細胞を抑えることで、食欲不振が起こるといわれています。

食欲不振が長期間続くと、がんと闘うための免疫能も落ちてしまいます。

●食欲不振が起こりやすい抗がん剤

ほとんどの抗がん剤には、食欲不振の副作用があります。食欲不振は、抗がん剤の投与でさまざまな副作用が起こったときの、最終的な症状といえます。

六君子湯《りっくんしとう》

病態	胃底部適応性弛緩欠如　胃内容排出能低下　グレリン分泌低下
応答	胃底部適応性弛緩回復　胃内容排出能回復　グレリン分泌亢進
処方のコツ	適応性弛緩をイメージできる
留意すべき副作用	偽アルドステロン症　薬疹　ミオパチー　肝機能障害・黄疸 ※長期投与以外副作用を気にする必要なし
病名	機能性ディスペプシア　食欲不振　胃痛

●食欲不振に効く漢方薬——六君子湯《りっくんしとう》

食事をとると、食べたものはすべて胃袋の噴門近くの「胃底部」と呼ばれるところにいったん収められます。

その後、胃底部から少しずつ、幽門（胃の出口）へ向かって食物が移動することにより、正常な消化活動が営まれます。

通常は食べる量に応じて、胃底部が1回に食べた食物が全部収まるくらいに弛緩して広がって対応しています。胃底部の適応性弛緩と呼ばれる機能です。

これがうまく働かないと、食欲不振の大きな原因となります。

六君子湯は胃底部の適応性弛緩がうまく機能していないときに、それを元に戻す応答を引き出し

食欲不振の発生機序

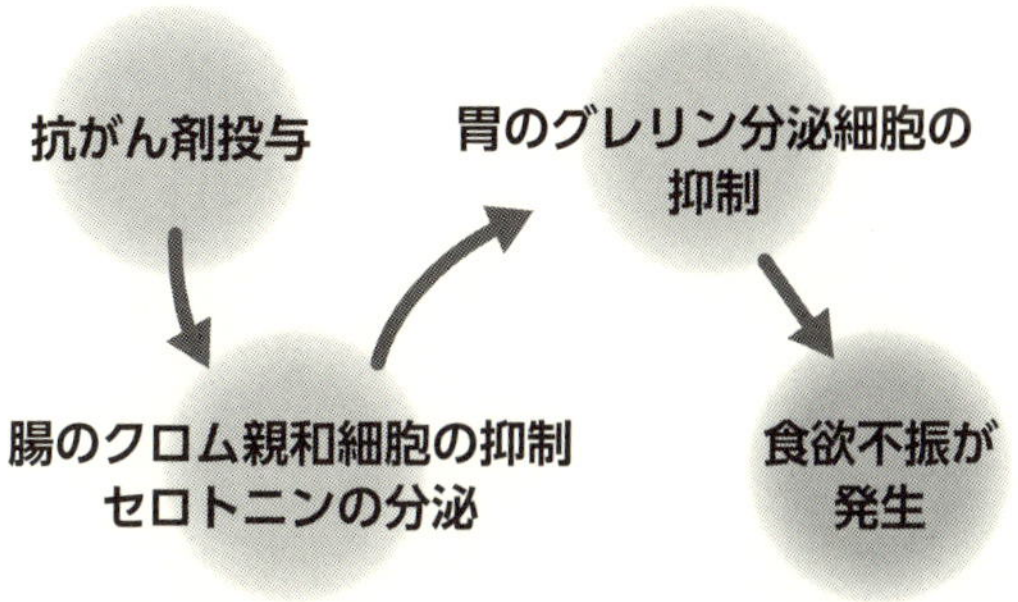

ます。

その結果として、食欲亢進《こうしん》、消化管運動亢進につながります。

＊処方例1

六君子湯　1回1包　1日3回　7日分

通常1日の服用で有用かどうか判断できます。差し当たり1週間服用してみましょう。胃の機能が正常化したら服薬を中止します。

＊処方例2

香蘇散《こうそさん》　1回1包　1日3回

六君子湯　1日1包　1日3回　7日分

食欲不振に抑うつが加わっている場合、香蘇散を併用すると、香砂《こうしゃ》六君子湯という漢方薬としての応答を引き出します。

●自分でできる漢方薬以外の対処法

・気分が晴れやかになる場所で食事をとりましょう。

・料理の彩りや盛り付けを工夫しましょう。

7. 抗がん剤の副作用〈味覚障害〉に効く漢方薬

抗がん剤治療を受けた人の3割前後が、何らかの味覚の変化を経験しているという報告もあります。味覚障害は、味を感じる組織（味蕾《みらい》の味細胞）や、味覚を脳へ伝える神経（舌《ぜつ》神経、舌咽《ぜついん》神経など）が、抗がん剤で障害されることにより起こります。

症状は人によってさまざまで、味がわからなくなる人もいれば、逆に味に敏感になる人もいますし、「鉄のような味がする」と感じる人もいるようです。

自分で作る料理の味もわからなくなることから、味覚障害を放置すると、食事の栄養バランスが崩れて、栄養状態が悪くなり、食欲不振の原因にもなります。

●味覚障害が起こりやすい抗がん剤

特に決まったものはなく、すべての抗がん剤で起こる可能性があります。

香蘇散《こうそさん》

病　態	初期の風邪　ちょっと暗い　心身症的だが薬が効きにくい
応　答	気分がよくなって、風邪・抑うつ・心身症が改善する
処方のコツ	処方が決められないときは、とりあえず試してみる
留意すべき副作用	偽アルドステロン症　薬疹　ミオパチー ※長期投与以外副作用を気にする必要なし
病　名	感冒のごく初期　軽度抑うつ　味覚障害 耳鳴り

●味覚障害に効く漢方薬――香蘇散《こうそさん》

心身症的要素が隠れているような病態に使用すると奏効することがあり、「困ったときの香蘇散」ともいわれます。味覚障害にも有効で、服用を続けるうちに味覚が回復します。

＊処方例

香蘇散　1回1包　1日3回　14日分

2週間ほどでまず酸味がわかるようになり、3～4カ月で味覚が回復します。

●自分でできる漢方薬以外の対処法

・抗がん剤による口腔粘膜炎が原因で、味覚障害が起こっている場合は、101ページ～で紹介した対処法を実践しましょう。

8. 抗がん剤の副作用〈倦怠感〉に効く漢方薬

がんの患者さんが辛いと感じる症状の第2位が、倦怠感でした（23ページ参照）。倦怠感とは、身体的な疲れやすさ、だるさ、衰弱感のほか、やる気が出ない、集中力がないなどの精神的疲労感を含みます。そのため、休息を十分にとっても回復しないところが、単純な疲労とは異なります。

抗がん剤治療を受けたとき、大半の人が体験する症状です。1回目の治療中から出現し、回数を重ねるごとに症状が蓄積されやすいといわれています。

●倦怠感が起こりやすい抗がん剤

特に決まったものはなく、すべての抗がん剤で起こる可能性があります。

●倦怠感に効く漢方薬――補中益気湯《ほちゅうえっきとう》

抗がん剤による倦怠感には、補中益気湯を使用します。消化管の働きを回復する応答も

補中益気湯《ほちゅうえっきとう》

病態	免疫系のバランスの崩れ　消化管機能全般の低下　免疫能の一時的低下
応答	抗病反応が回復　腸管免疫も回復　胃腸機能改善→食欲戻り元気に
処方のコツ	栄養ドリンクを飲みたいとき　何らかの原因で一時的に免疫能が落ちたとき
留意すべき副作用	偽アルドステロン症　薬疹　間質性肺炎　ミオパチー　肝機能障害・黄疸 ※長期投与以外副作用を気にする必要なし
病名	病後／術後の体力低下　食欲不振・疲労倦怠　肝がん・肝転移

引き出しますので、倦怠感に加えて食欲不振に悩んでいる人は、ぜひ試してみてください。

また、補中益気湯は、一時的に免疫能が落ちているときに使用すると、元に戻す応答を引き出します。抗がん剤の投与後、あるいは手術後の回復、感染症予防に役立ちます。

＊処方例１　抗がん剤による倦怠感

補中益気湯　１回１包　１日３回　７日分

通常１〜３日の服用で有用かどうか判断できます。差し当たり１週間服用してみましょう。年齢が若いほど、早期に効果の出る傾向があります。

＊処方例2　手術後の体力回復

補中益気湯　1回1包　1日3回　14日分

外科手術、抗がん剤投与のあとの体力回復に使えます。ただし、ある程度の余力が残っていないと、消耗することがありますので、大幅に体力が落ちているときは、あとで紹介する十全大補湯《じゅうぜんたいほとう》（146ページ参照）を使いましょう。

●自分でできる漢方薬以外の対処法

・自分で対処するのは難しいでしょう。

9．抗がん剤の副作用〈抗EGFR阻害薬による皮膚障害〉に効く漢方薬

抗がん剤の中でも、上皮増殖因子受容体（EGFR）をターゲットとした抗EGFR阻害薬は、副作用として皮膚障害が起こりやすいことが知られています。EGFRは、健康な皮膚にも存在するためですが、痤瘡様皮疹《ざそうようひしん》（いわゆる青春のニキビのような皮疹）、皮膚の乾燥、かゆみ（掻痒症《そうよう》）、爪囲炎《そういえん》（44ページ参照）などが生じます。

重症の皮膚障害は、2〜3種類の漢方薬で対応します。皮膚症状は単なる表現形で、その裏にどのような病態が動いているのかを考えて治療する必要があるからです。皮膚科では一般的な、皮膚表面に保湿剤や軟膏を塗るだけでは治りません。

●皮膚障害が起こりやすい抗がん剤

セツキシマブ、パニツムマブ、ゲフィチニブ、エルロチニブ、ラパチニブなど

抗EGFR抗体薬による皮膚症状

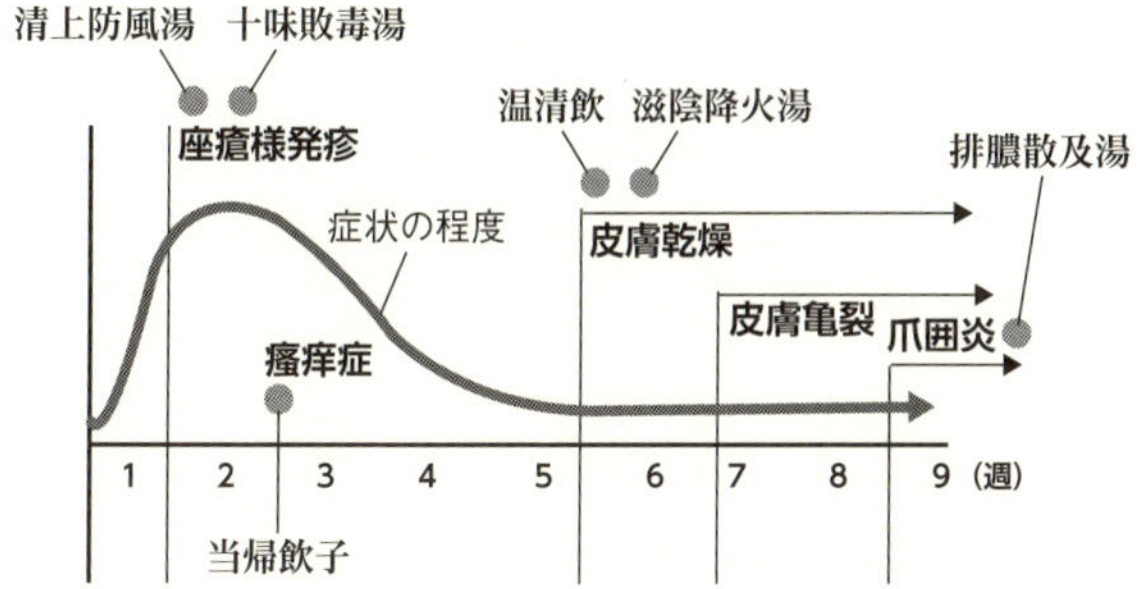

大鵬薬品：Cancer therapy.jpより引用

●痤瘡様皮疹に効く漢方薬①――清上防風湯《せいじょうぼうふうとう》

清上防風湯は、皮膚の発赤（赤い色）が強く出ていたり、化膿していたり、青春のニキビが出現しているようなとき、それを鎮める応答を引き出す働きがあります。

通常は、主に十代に使用する漢方薬ですが、分子標的薬の副作用としてのニキビ（痤瘡様皮疹）は、青春のニキビの様相を呈しているので、清上防風湯が使えます。

＊処方例

清上防風湯　1回1包　1日3回　14日分

1週間以内に有用かどうかを判断できます。外用薬としては、クリンダマイシンゲル（ニキビ治療薬）がよく使われます。

清上防風湯《せいじょうぼうふうとう》

病態	発赤が強い　よく化膿する　青春のニキビ
応答	ニキビが比較的早く消えていく
処方のコツ	分子標的薬の副反応としてのニキビに使える
留意すべき副作用	偽アルドステロン症　薬疹　間質性肺炎 肝機能障害　ミオパチー　肝機能障害・黄疸
病名	ニキビ

●痤瘡様皮疹に効く漢方薬②――十味敗毒湯《じゅうみはいどくとう》

十味敗毒湯は、皮膚病に比較的幅広く使えるので、急性の皮膚炎によく処方されます。難治性の皮膚疾患には、サッカーでいえばフォワードを援護するボランチ（攻撃も守備もできるポジション）のように使用すると、いい仕事をします。抗がん剤による痤瘡様皮疹にも期待できます。

＊処方例1

十味敗毒湯　1回1包　1日3回　7日分

1週間以内に有用かどうかを判断できます。1週間で皮膚に変化がなければ、速やかに別の処方に変更します。

＊処方例2

十味敗毒湯　1回1包　1日3回

清上防風湯　1回1包　1日3回　14日分

分子標的薬による皮膚症状の最初に出現する痤瘡様皮疹には、清上防風湯がよき相棒になります。

＊処方例3

十味敗毒湯　1回1包　1日3回
荊芥連翹湯《けいがいれんぎょうとう》　1回1包　1日3回　14日分

手強い痤瘡には、荊芥連翹湯を中心に使用し、フォワードである荊芥連翹湯を援護するボランチとして十味敗毒湯を配置すると、いい仕事をすることがあります。

●皮膚乾燥に効く漢方薬①——滋陰降火湯《じいんこうかとう》

滋陰降火湯は、皮膚の乾燥を改善する応答を引き出す働きがあります。皮膚細胞のアクアポリン（65ページ参照）を開いて、皮膚細胞の中に水が入るのを助けることから、全身の皮膚が内側から潤いを取り戻します。

十味敗毒湯《じゅうみはいどくとう》

病態	皮膚の急性炎症・化膿性炎症
応答	急速に皮膚病変が治る
処方のコツ	化膿を繰り返す場合には長期に投与
留意すべき副作用	偽アルドステロン症　薬疹　間質性肺炎 ミオパチー ※長期投与以外副作用を気にする必要なし
病名	急性皮膚疾患　化膿性皮膚疾患　癤腫症《せっしゅしょう》

滋陰降火湯《じいんこうかとう》

病態	呼吸器の炎症＋乾燥した咳 皮膚と口腔の乾燥
応答	炎症 / 乾燥した咳が迅速に鎮静 皮膚と口腔が潤う
処方のコツ	布団に入ってから咳き込むとき　漢方薬で最も乾燥を潤す応答が発現
留意すべき副作用	偽アルドステロン症　薬疹　間質性肺炎 ミオパチー ※長期投与以外副作用を気にする必要なし
病名	気管支炎・乾性咳嗽《がいそう》　皮膚疾患・乾燥増悪 口腔乾燥　透析患者の皮膚乾燥

＊処方例
滋陰降火湯　1回1包　1日3回　14日分
乾燥した咳に使うときには1日の服用で有用かどうかを判断できますが、皮膚の乾燥改善には2週間くらいの服用が必要になります。

●皮膚乾燥に効く漢方薬②――温清飲《うんせいいん》

温清飲は、免疫に働くT細胞の機能障害による皮膚の炎症、あるいは微小循環障害、水分欠乏によって起こる難治性の皮膚疾患などに使用する漢方薬です。病名でいうと、アトピー性皮膚炎、尋常性乾癬《じんじょうせいかんせん》、掌蹠膿疱症《しょうせきのうほうしょう》などを鎮める応答を引き出します。

抗がん剤による皮膚の乾燥を潤すうえでも使えます。

＊処方例1
温清飲　1回1包　1日3回　14日分
1週間以内に有用かどうかを判断できます。基本的に副腎皮質ホルモン含有外用剤の併用は避けます。

＊処方例2

温清飲　1回1包　1日3回

滋陰降火湯　1回1包　1日3回　14日分

皮膚の乾燥が高度な場合に、滋陰降火湯を併用すると、皮膚が潤い、病変が早期に改善します。

＊処方例3

温清飲　1回1包　1日3回

当帰飲子　1回1包　1日3回　14日分

処方例1と2で、皮膚に潤いが得られないときは、温清飲に当帰飲子を組み合わせてみます。

●皮膚の乾燥と掻痒症に効く漢方薬――当帰飲子《とうきいんし》

当帰飲子は、皮膚の乾燥と掻痒感を伴う慢性皮膚疾患の患者に対し、皮膚が潤い掻痒感

温清飲《うんせいいん》

病　態	T細胞機能障害による皮膚の炎症　微小循環障害　水分欠乏
応　答	皮膚の炎症・微小循環障害・水分欠乏の迅速な消退
処方のコツ	ジクジク・ベトベトが固まったような見るからに汚い病変が対象になる
留意すべき副作用	間質性肺炎　肝機能障害・黄疸
病　名	アトピー性皮膚炎　尋常性乾癬　掌蹠膿《しょうせきのう》疱症《ほうしょう》

当帰飲子《とうきいんし》

病　態	皮膚の乾燥と掻痒感を伴う慢性皮膚疾患
応　答	皮膚が潤い掻痒感が軽減する
処方のコツ	発赤や浸出液を伴わない 難治性皮膚疾患に消風散併用で対処
留意すべき副作用	偽アルドステロン症　薬疹　ミオパチー ※長期投与以外副作用を気にする必要なし
病　名	湿疹　皮膚掻痒症

が軽減する応答を引き出します。皮膚が赤みを帯びておらず、ジクジクしていない場合には、当帰飲子が適しています。

＊処方例1

当帰飲子　1回1包　1日3回　7日分

1週間以内に有用かどうかを判断できます。

＊処方例2

当帰飲子　1回1包　1日3回

温清飲　1回1包　1日3回　14日分

皮膚の乾燥傾向が強いときには、温清飲と組み合わせて使用しましょう。

＊処方例3

当帰飲子　1回1包　1日3回

消風散《しょうふうさん》　1回1包　1日3回　14日分

乾燥傾向が強く、皮膚が苔癬化《たいせんか》（皮膚がゴワゴワに厚くなって、強く乾燥し、皮膚のキメが粗くなった状態）しているようなときに使用すると、なかなかの効果を示すことがあります。

●爪囲炎に効く漢方薬――排膿散及湯《はいのうさんきゅうとう》

爪囲炎は、ささくれや深爪《ふかづめ》などが原因で細菌が感染し、爪の周囲が化膿して、痛みや腫れが起こる症状です。この症状に対して排膿散及湯は、細菌感染に対する抗菌作用と、その結果生じた炎症を抑制する応答を引き出します。

西洋薬（抗菌薬）は、治療を開始した時点から先の細菌の増殖は抑制できますが、それまでにすでに起こっている炎症を鎮めることはできません。炎症そのものの回復は、患者さんの抗炎症能力に依存しているのが実情です。一方、排膿散及湯は、患者さんの抗炎症能力を元に戻す方向に盛り上げる応答を引き出す働きがあります。

＊処方例

排膿散及湯　１回１包　１日４～５回　７日分

排膿散及湯《はいのうさんきゅうとう》

病態	細菌感染による炎症　化膿巣の形成 炎症による組織の荒廃
応答	化膿巣が吸収または自潰する　荒廃した組織の修復が促進される
処方のコツ	排膿散／化膿が進んだものを自潰させる 排膿湯／化膿の初期に使い吸収させる・散らせる→合わせることで化膿性疾患のあらゆる病期に抗炎症作用を発揮
留意すべき副作用	偽アルドステロン症　薬疹　ミオパチー ※長期投与以外副作用を気にする必要なし
病名	膿皮症　副鼻腔炎　歯槽膿漏　肛門周囲膿瘍　麦粒腫

1日の服用で有用かどうかを判断できます。細菌感染がある程度収束するには、1日4～5回の服用が必要です。

●自分でできる漢方薬以外の対処法

・皮膚を清潔に保ちます。

・スキンケアで皮膚の潤いを保ちます。

・皮膚にできるだけ刺激を与えないようにします。

・直射日光（紫外線）を皮膚に当てないようにします。

・ヒゲ剃りは、カミソリではなく、電気シェーバーを使用します。

・爪先を圧迫する靴を履かないようにします。

10・抗がん剤の副作用〈S－1剤による流涙症〉に効く漢方薬

抗がん剤の副作用として、目の症状を訴える人も少なくありません。特に、S－1剤という抗がん剤を使用したときに起こりやすいのが、流涙症《りゅうるい》（なみだ目）です。

流涙症は、目から涙がずっとこぼれ落ちている状態が続く症状をいいます。目の不快感はもとより、視界も悪くなり、目の周囲の皮膚は涙でただれ、本人にとっては非常に辛い症状です。

●**流涙症が起こりやすい抗がん剤**

S－1剤（商品名：TS－1）

●**流涙症に効く漢方薬――** **小柴胡湯《しょうさいことう》＋香蘇散《こうそさん》**

流涙症には、小柴胡湯と香蘇散を組み合わせて使用します。この二つの漢方薬を合わせると、柴蘇飲《さいそいん》という名前の漢方薬を飲んだときのような応答が出てきて、狭窄《きょうさく》している耳《じ》管《かん》や鼻涙管《びるいかん》を開通させる応答を引き出します。

どちらか単独ではまったく効果はありません。このように二つ合わせることで、違う薬を投与したときと同じような応答が出てくる処方の組み合わせを、近似処方といいます。

＊処方例

小柴胡湯　1回1包　1日3回

香蘇散　1回1包　1日3回　14日分

1週間以内に有用かどうかを判断できます。

●自分でできる漢方薬以外の対処法

・ありません。

11・抗がん剤の副作用〈免疫力低下〉に効く漢方薬

漢方薬は、ＢＲＭ（生物学的応答調節物質＝免疫の主役である白血球の活力源）としても使用できます。ただし、漢方薬によって、身体の免疫を引き上げるシステムが動き出したとしても、すでに塊《かたまり》を形成しているがんを消してしまうような奇跡は起こりません。ＢＲＭに漢方薬を用いる有用性は、主に次の二つです。

一つは、根治手術のあとの再発予防です。手術で目にみえる範囲のがんは取り除いたものの、再発の可能性がある場合、漢方薬を長期に投与して、免疫を少しでも上げておくことは非常に意味があります。

もう一つは、がんの緩和ケアです。現時点では、緩和ケアの分野では、漢方薬は積極的に使用されていません。しかし、変調を起こしたシステムを正常化するという漢方薬の基本的効能は、がんによって全身にさまざまなシステム変調をきたしている患者さんにとって、必ず有用な手段として使用できると考えています。

十全大補湯《じゅうぜんたいほとう》

病態	免疫機構の弱体化　感染しやすくなる 体力低下で食欲低下
応答	抗病反応と感染防御能が徐々に回復 体力と食欲が徐々に回復
処方のコツ	ヘロヘロあるいはヨレヨレが適応　病状が著しく活動性がある場合は発熱者は禁忌
留意すべき副作用	偽アルドステロン症　薬疹　ミオパチー 肝機能障害・黄疸
病名	病後／術後の体力低下　食欲不振・疲労倦怠　肝がん・肝転移

●免疫力低下が起こりやすい抗がん剤

すべての抗がん剤で起こり得ます。

●免疫力を改善させる漢方薬①

十《じゅう》全大補湯《ぜんたいほとう》

十全大補湯は、抗がん剤、またはがんそのもので、免疫機構が根こそぎやられ、ヘロヘロ、ヨレヨレになっている場合に使用されます。こうした状態の人は、日和見《ひよりみ》感染（免疫能が正常な人なら感染症を起こさないほどの弱い病原体で感染症が起こってしまう状態）のリスクが高く、重度の食欲不振に陥るケースもよくあります。

漢方薬は基本的に速効性がありますが、さすがに免疫機構が大幅にダウンしているときは、十全大補湯を服用しても、身体の応答は徐々にしか得られないため、長期の服用が必要となります。

肝がんに対して特異的に効果があり、投与前に塊としてのがんがない場合に限り、肝転移を抑制した研究データが報告されています。また、十全大補湯は、発がんを抑える応答を引き出す力も明らかにされています。これは再発予防効果を示唆しています。

＊処方例

十全大補湯　1回1包　1日3回
コウジン末　1回1g　1日3回　28日分

この処方により、がん細胞を破壊するナチュラルキラー（NK）細胞の活性が亢進し、重複がんの症例に延命効果があったケースを経験したことがあります。免疫能を高める応答を引き出せるかどうかを判断できるまでには、1～3カ月の服用を必要とします。

●免疫力を改善させる漢方薬②――人参養栄湯《にんじんようえいとう》

人参養栄湯の用途は、十全大補湯とほぼ同じです。相違点は、造血作用があることから、再生不良性貧血や骨髄異形成症候群に使用されています。また、人参養栄湯は肺に、十全

人参養栄湯《にんじんようえいとう》

病　態	免疫機構弱体化　感染症にかかりやすい 体力・食欲低下　神経細胞障害・しびれ
応　答	抗病反応と感染防御能が回復　体力と食欲が回復　神経細胞保護
処方のコツ	十全大補湯と違い造血作用があるので、骨髄異形成症候群や再生不良性貧血に 寝汗　肺の症状に
留意すべき副作用	偽アルドステロン症　薬疹　ミオパチー 肝機能障害・黄疸
病　名	免疫能低下　倦怠　肺がん・肺転移　貧血 末梢神経障害

大補湯は肝臓に、それぞれ臓器特異性があり、富山大学の済木《さいき》育夫《いくお》教授の研究では、肝転移には十全大補湯または補中益気湯が有用だったのに対し、肺転移には人参養栄湯しか効果がないことを明らかにしています。さらに、がん性胸水《きょうすい》に人参養栄湯を使用すると、胸水が減ることも知られています。

＊処方例

人参養栄湯　1回1包　1日3回　14日分

肺がん、肺転移には第一選択ですが、長期投与が必要となります。

●自分でできる漢方薬以外の対処法

・免疫能がここまで落ちると、もはや自分で対処する方法はありません。

実際に漢方薬を処方してもらうには、どうしたらいいか

抗がん剤の副作用で起こる辛い諸症状に対して、漢方薬が非常に有効であることはわかっていただけたと思います。

現在、抗がん剤の副作用で苦しんでおられる方、あるいは抗がん剤の副作用が怖くて治療を躊躇しているような方には、ぜひ抗がん剤と併せて漢方薬を使用されることをおすすめします。

その場合、医師の指導のもとで併用することが原則です。すでに抗がん剤治療を行っている人は、主治医に漢方薬を処方してもらうのが一番ですが、おそらくすんなり漢方薬を出してくれることは、少ないと思われます。なぜなら、漢方薬の効果を知っている主治医であれば、最初から抗がん剤と漢方薬を併用しているはずだからです。

漢方薬に関心のない医師だとしたら、漢方薬を処方してもらうことは難しいかもしれません。特に年配の医師の場合、患者さんの側から漢方薬を求めたりすると、ムッとして「そ

れなら、あなたが自分で漢方薬を出してくれる医師を探したらどうですか」と言ってくるような場合もあります。

一方、若い医師は、医学部で漢方薬を学んでいますので、それほど強い拒否反応を示すことはないと思いますが、適切な漢方薬を選んで処方してもらえるかどうかはわかりません。

ですので、漢方の専門医のところで処方してもらうことが、最も無難です。インターネットで、漢方専門医のいる近所の医療機関を検索してみるといいでしょう。たとえば、漢方のお医者さん探し運営事務局が立ち上げている『漢方のお医者さん探し（http://www.gokinjo.co.jp/kampo/）』というサイトはとても便利です。

このように現在の日本では、適切な漢方薬を処方してもらうことが、なかなか難しい状況にあります。患者さんたちが、どの医療機関を訪れても、当たり前に適切な漢方薬を処方してもらえる状況になるように、今、私たちサイエンス漢方処方研究会は努力しているところです。

いずれにしても、漢方薬の多くは、前記したとおり速効性があります。早い場合は、1回の服用でスッと楽になるのを実感できます。漢方薬を併用することで、抗がん剤の副作用の苦しさから解放される人が一人でも増えることを願っております。

第4章

漢方の効果をより活かす食習慣

がんとの関係性が深い食習慣

これまでお話ししてきたように、漢方薬で身体の力を十分に引き出しながら、抗がん剤で思いきりがんを叩くことができれば、がんとの闘いは俄然有利になります。換言すれば、そもそも身体にある程度の力がないと、漢方薬を使用しても、がんと闘うことは難しいということです。

では、どうやって身体の力を蓄えるのかというと、これこそ普段の養生が重要になります。漢方薬をいくら飲んでも、生活習慣に問題があったのでは、せっかくの効果が半減します。がんは、生活習慣病の代表選手だからです。

生活習慣病とは、食生活や運動習慣、休養、喫煙、飲酒などの生活習慣によって引き起こされる病気の総称です。がん以外では、心臓病、脳卒中、糖尿病、高血圧症、脂質異常症、肥満なども該当します。

運動不足や休養不足、喫煙、飲酒などの生活習慣は、足りなければ増やせばいいですし、多すぎれば減らせばいいので、できるできないという個人レベルの問題はあっても、対策を立てること自体は難しくありません。

しかし、食生活ということになると、単に多すぎるとか少なすぎるという量の問題以外に、質の問題もありますから、話はそれほど単純ではありません。ビタミンやミネラルなどの微量で用が足りるものが不足する場合は、かなり偏った食生活をしていると考えられます。栄養士による専門的な栄養調査と、それに基づく栄養指導が必要になります。

栄養素の中で、私たちが生きるために欠かせないエネルギー源として重要なのが、炭水化物、タンパク質、脂質の三つです。これらを三大栄養素と呼びます。

このうち、炭水化物という言葉は、実際にエネルギー源となる糖質に加え、人間が栄養にできない（消化できない）食物繊維を総称した呼び名ですので、ここでは糖質と表現します。

糖質は、とりすぎによって、肥満や糖尿病の悪化などをもたらすという点で、摂取過多が問題になりやすい栄養素です。世界的な医学雑誌『ランセット』（オンライン版2017年8月29日号）に5大陸18カ国13万5千例以上を約7年半追跡した結果、全死亡は炭水化物の摂取量が多いほど増加するという報告が載っていました。

これに対してタンパク質は、慢性腎臓病や腎不全ではとりすぎが問題になり、高齢者や慢性疾患によるサルコペニア（筋肉量減少）では不足が問題になります。いずれにしても、糖質とタンパク質で問題になるのは、摂取する「量」です。

一方、脂質も、とりすぎると肥満や生活習慣病の引き金となります。しかし、脂質は量だけの問題ではなく、「質」にも配慮する必要があります。脂質の「質」は、原料の食品によってまったく異なり、選択を間違えると健康状態に大きな影響が出ます。

不飽和脂肪酸の一つであるリノール酸をとりすぎることで大腸がん、乳がん、膵臓《すいぞう》がんの発症が増えます。また、リノール酸の代謝産物であるアラキドン酸と、これから産生されるプロスタグランジンはがん化を促進したり、がん細胞の増殖を速める作用があります。

これに対して、青魚などに含まれる不飽和脂肪酸のＤＨＡは、がんの予防作用があり、がんの増殖を抑えたり、がんの転移を抑制したりします。

このように、がんとの関係性も深いことから、本章では特に脂質のとり方に的を絞ってお話しします。

なお、脂質は一般に「油」とも表現されます。厳密にいうと、油と呼ばれるのは常温で液体の脂質に限定されますが、それ以外の脂質も含めて、油と表現したほうがわかりやすい場合は、両者を同じ意味で使用します。

日本脂質栄養学会の提言

三大栄養素のうち、脂質に注目して、その質の問題を追究してきた学会に「日本脂質栄養学会」があります。１９９２年に設立され、初代会長は奥山治美先生（当時・名古屋市立大学薬学部教授）です。

私は、奥山先生が一般向けに書かれた『油　このおいしくて不安なもの』（農山漁村文化協会刊）という本を図書館で読んで脂質栄養学に魅了され、１９９５年から会員になっています。

日本脂質栄養学会のホームページに掲載されている「前・理事長からのご招待」を読むと、奥山先生が同学会を立ち上げられた経緯、そして油のとり方ががんと非常に深く関わっていることが大まかにわかっていただけると思います。以下にその一部を引用します。

長い間、コレステロールが動脈硬化・心疾患の元凶であると考えられてきました。そして、動物性脂肪がコレステロール値を上げ、高リノール酸油がそれを下げるという観察から、バターよりマーガリンを！とか、高リノール酸油は善玉！というような栄養指導が続けられてきたのです。

ところがこのような栄養学には、意外なところに落とし穴がありました。*実年以上の人では、「コレステロール値が高いほどガン死亡率が低く、長生きである」ことがわかってきたのです。そして、リノール酸のコレステロール低下作用は、1週間というような短期的な効果であって、長期的には動物性脂肪と差がありません。

それればかりではなく、リノール酸の摂取が多くてα-リノレン酸群が少ないと、組織がアラキドン酸で満たされます。それが動脈硬化・心疾患の他、アレルギー過敏症や欧米型ガンの主要な危険因子であったのです。

*実年＝旧厚生省が1985年に、50代、60代を指す表現として公募で決めた言葉。

脂質は大きく三つに分類される

奥山先生の書かれた文章の内容を、具体的に説明していきましょう。

脂質は、その主成分である脂肪酸の種類によって、大きく三つに分類されます。①（特

（図表2）脂質の3つの分類

❶ とってもとらなくてもどうでもいい油

飽和脂肪酸
パルミチン酸
・ラードなどの陸上動物の油
・バターなど

一価不飽和脂肪酸
〈オメガ9〉オレイン酸
・オリーブ油
・「ハイオレイン」タイプのベニバナ油・ひまわり油など

❸ とったほうがいい油

多価不飽和脂肪酸
〈オメガ3〉
α−リノレン酸
EPA、DHA
・青魚　・シソ油
・亜麻仁油など

❷ とらないほうがいい油

多価不飽和脂肪酸
〈オメガ6〉リノール酸
・ベニバナ油　・ひまわり油
・綿実油　・とうもろこし油
・大豆油　・ごま油
・調合油など

に悪さはしないので）とってもとらなくてもどうでもいい油、②とらないほうがいい油、③とったほうがいい油、この3種類です。

まず、とってもとらなくてもどうでもいい油とは、主成分が「飽和脂肪酸」または「一価不飽和脂肪酸」の油を指します。ラードなどの陸上動物の油、バター、オリーブ油がこれに該当します。

飽和脂肪酸と一価不飽和脂肪酸は、どちらも体内にとり込まれたあと、酸化しにくい（細胞の遺伝子に傷をつける不安定な生理活性物質に変化しにくい）ことから、過剰にとらない限りは、健康上の問題は特にないと考えられます。とりすぎない程度に、おいしい油を楽しんでください。

次に、とらないほうがいい油とは、主成分が「リノール酸」の油です。食用油では、ベニバナ油（高リノール酸）、ひまわり油（高リノール酸）、綿実油、とうもろこし油、大豆油、ごま油、調合油などが、これに該当します。

このうち、ベニバナ油とひまわり油は、一価不飽和脂肪酸であるオレイン酸の含有比率を高めた「ハイオレイン」タイプがあり、これはリノール酸の含有比率が低いので、とってもとらなくてもどうでもいい油に分類されます。

なぜリノール酸の多い油をとらないほうがいいかというと、リノール酸を摂取すると、体内でアラキドン酸という脂肪酸に変化します。このアラキドン酸が、各種の炎症を仲介する物質（エイコサノイド）を産生し、その結果として発がんが促されます。アラキドン酸はほかにも、血栓症の原因物質（トロンボキサンA2）や、気管支ぜんそくやアレルギー性疾患の原因物質（ロイコトリエン）の産生にも関係しています。

実はアラキドン酸はもともと、私たちの生命活動に欠かせない必須の脂肪酸です。しかし、現代の日本のように、リノール酸の豊富な油を使った食品が氾濫している状況においいては、過剰摂取になりがちなので、意識的にとる必要はないということです。

リノール酸を多く含む食用油は、一般的に安価な価格で販売されています。自分で料理をするときに使用を控えるだけでなく、手頃な価格で販売されている揚げ物や、安さを売りにしているお店で外食することも避けたほうが無難です。

それでは、とったほうがいい油とはどのようなものでしょう。主成分が「α－リノレン酸」「ＥＰＡ（エイコサペンタエン酸）」「ＤＨＡ（ドコサヘキサエン酸）」の油です。

α－リノレン酸は、シソ油と亜麻仁《あまに》油が有効な補給源となります。一方、ＥＰＡとＤＨＡは、どちらも魚油に豊富な脂肪酸です。α－リノレン酸を摂取すると、その一部が体内でＥＰＡ、ＤＨＡに変化します。ですから、これらの脂肪酸は「α－リノレン酸群」と総称できます。

α－リノレン酸群の油を摂取すると、体内ではリノール酸（アラキドン酸）の悪さを妨げ、リノール酸のとりすぎによって引き起こされる有害な事象を抑えてくれます。これは発がん予防にもつながります。

なお、体内でα－リノレン酸からＥＰＡ、ＤＨＡに変化する量は、それほど多くはありません。ですから、ＥＰＡ、ＤＨＡを多くとりたい場合は、脂ののった魚をたくさん食べるか、サプリメントでとることをおすすめします。ＥＰＡ、ＤＨＡの豊富な魚は、あとであらためて紹介します。

魚をたくさん食べているとがんの予防に役立つ

がんに対するＥＰＡ・ＤＨＡの効果は、複数の科学的な研究で明らかにされています。たとえば、国立がん研究センターが実施した大規模な追跡調査では、魚介類およびＥＰＡ・ＤＨＡが豊富な魚油の摂取で、膵臓がんの予防に役立つ可能性が示されています。

この調査では、８つの県（９つの保健所管内）に在住の健康な45〜74歳の男女約８万２０００人を対象に、10年以上にわたって追跡調査を行い、魚介類および魚油（ＥＰＡ、ＤＨＡなど）の摂取量と、膵臓がんの発生に関係があるかどうかを調べています。その結果、魚介類および魚油の脂肪酸の摂取量が最も少ないグループに比べて、最も多いグループの人たちは、膵臓がんにかかるリスクが約30％も低かったと報告されています。

膵臓がんの発生には、慢性炎症が関係しているといわれています。ＥＰＡ・ＤＨＡの豊富な魚油には、抗炎症作用および免疫調節作用があることが報告されていますので、日常的に魚油を多くとっていたことにより、膵臓がんの発生に関係する慢性炎症が軽くなった可能性が考えられます。

がんを防ぐための賢い脂質のとり方

＊α－リノレン酸を積極的にとる

α－リノレン酸は、シソ油と亜麻仁油に多く含まれています。注意したいのは、これらの油は加熱調理には適していないという点です。酸素と結びつきやすい構造をしているため、熱を加えると酸化が進んで、「とらないほうがいい油」に変身してしまいます。

私のおすすめは、手作りのシソ油ドレッシングです。シソ油と醸造酢を６対４で混ぜ合わせ、胡椒と醤油を少々加えると、あっさりした、おいしいドレッシングができあがります。シソ油と醸造酢の比率は、自分の好みで構いません。おいしく食べ続けることが大切です。

＊ＤＨＡを積極的にとる

ＤＨＡは、イワシ、サバ、サンマなどの青魚や、マグロのトロなど、脂ののった魚に豊富に含まれています。サケやウナギも、有効な補給源となります。

魚料理を毎日作るのが難しい場合は、缶詰を利用したり、ＤＨＡのサプリメントをとったりするのもよい方法です。

ＤＨＡには、脳細胞を活性化させ、脳内の情報伝達を円滑にする働きがあるので、アルツハイマー病や認知症にも効果が期待されています。ほかにも、中性脂肪の減少、高血圧の予防、心臓病リスクの軽減、乳幼児の脳や神経の発達、記憶や学習能力の向上、視力の回復や向上に対する効果が示されています。

＊ＥＰＡを積極的にとる

ＥＰＡは、ＤＨＡと一緒に魚油に豊富に含まれる脂肪酸ですから、ＤＨＡと同じように脂ののった魚が最高の補給源となります。

また、ＥＰＡは保険適応の薬にもなっています。エパデールという商品名の薬です。ＥＰＡとＤＨＡが両方含まれているロトリガという商品名の薬もあります。

ＥＰＡには血小板凝集抑制作用があり、動脈硬化や心筋梗塞の予防に効果があるとされています。そのほか、花粉症やアレルギー性疾患の軽減および改善、さらに敏感肌・乾燥肌の改善や、中性脂肪の減少にも効果が期待されています。

＊リノール酸の摂取を減らす

リノール酸は、先に紹介したように、一般によく使われている植物性の食用油に豊富に含まれています。そのほか、ドレッシング、マーガリン、洋菓子、スナック菓子など、市販の食品の多くに含まれています。ですから、知らず知らずのうちに、過剰に摂取している人がほとんどです。

本来は、リノール酸群の油と、α－リノレン酸群の油を、2対1の割合でとることが理想とされています。しかし、リノール酸を含んでいる食品が氾濫している一方で、α－リノレン酸の豊富な食用油は、先に示したシソ油や亜麻仁油などに限られます。青魚が大好きで毎日食べていたり、EPA、DHAを含有したサプリメントをとったりしている人は別ですが、それ以外の人は意識的にα－リノレン酸とEPA、DHAをとるようにしたいものです。

＊トランス脂肪酸を避ける

最後にもう一つ、科学的な検証は十分ではないものの、脂質の中で健康を損ねるリスクが高いといわれているものがあります。それがトランス脂肪酸です。

トランス脂肪酸は、基本的に自然界にはほとんど存在しない脂肪酸で、マーガリンやショートニングに多く含まれていることが知られています。

本来、植物油は常温では液体ですが、水素添加することにより、半固体または固体の油に変化します。マーガリンやショートニングは、こうした加工技術で作られますが、その加工・精製のプロセスで、トランス脂肪酸が生じるといわれています。

マーガリンやショートニングは、パン、ケーキなどの洋菓子に含まれているほか、一部のファストフードのチェーン店では、ポテトを揚げるときにもショートニングが使われていたことが、以前、話題になりました。

また、植物油を精製する過程で高温処理（２４０～２７０℃）を行うときにも、トランス脂肪酸が生じるといわれています。したがって、日常的に使用されている多くの植物油に、トランス脂肪酸が含まれていることになります。

トランス脂肪酸は、できるだけとらないことが賢明でしょう。

第5章

がんと闘う患者さんと家族のための漢方薬Q＆A

Q1 漢方薬は健康保険がきくのですか？

よほど特殊な漢方薬でなければ、健康保険を使って病院で処方してもらえます。薬価基準に収載されている漢方薬は148処方ですが、少なくとも本書で取り上げた漢方薬は、すべて健康保険がききます。

漢方薬の選択を間違えないためにも、漢方の専門医のいる医療機関で処方してもらうといいでしょう。

Q2 漢方薬は値段が高いイメージがありますが？

街の「漢方薬局」で漢方薬を購入する場合、処方箋はなくても買えますが、健康保険がきかないため、確かに割高となります。薬剤師が処方する生薬の組み合わせによって価格はさまざまですが、だいたい1日分で300〜1200円程度はかかります。1カ月分だと9000〜3万6000円となり、月1万円以上は覚悟したほうがいいかもしれません。

ドラッグストアやインターネットで、漢方薬のエキス剤を購入する場合も、10割負担となりますので、１カ月分で考えると結構な金額になります。

一方、医療機関で処方される漢方薬は、健康保険が使えますから、かなり安価になります。現在、保険適用の漢方薬は１４８処方あり、８４８品目の漢方エキス製剤が製造・販売されていますが、これらの漢方製剤の１日分の平均薬価は87・28円です。

ですから、保険の窓口負担割合が３割の人は１日26円で、１カ月分でも７８０円にしかなりません。１日分の平均薬価の分布を６５２品目でみると、１００円未満が４６１種類、１００円以上２００円未満が１７２種類、２００円以上が19種類となり、１００円未満の製品が圧倒的に多くなっています。健康保険がきくことにより、漢方薬の価格がかなり安くなることがわかるでしょう。

Ｑ３　漢方薬も薬だと思うので副作用が心配です。アレルギーがあっても大丈夫でしょうか？

漢方薬は微量の化合物の集合体であることを本文でお話ししました。その中でも、比較的量の多い化合物の中には、副作用と関連するものがあります。最も副作用の頻度の高いものが、甘草という生薬です。

甘草に含まれているグリチルレチン酸の摂取により、血中のカリウム濃度が下がって、低カリウム血症になることがあります。「偽アルドステロン症」と呼ばれる副作用です。血清カリウム値が3mEq／L以下になりますと、筋力低下、筋肉痛、悪心・嘔吐、便秘、けいれんなどが出現し、2mEq／L近くまで下がると、手足の麻痺、呼吸筋の麻痺、不整脈、麻痺性イレウス（腸管の働きが悪くなって、排便が困難になる病態）などの重い症状を呈します。

副作用の出る人では、普通1カ月くらいで血中カリウムの濃度が下がり始めます。高齢者ですと、2、3カ月をすぎてから徐々に低下することもあります。最初のうちに血清カリウム値が下がらないからといって、油断してはいけません。それでも、この副作用は、漢方薬の服用をやめて、カリウム製剤を服用すれば改善しますので心配はいりません。

次に多い副作用は、肝機能障害です。症状の程度は重くない場合がほとんどで、自覚症状はありません。そのため、定期的に肝機能検査をしていないと見逃してしまいます。長期に漢方薬を服用する場合は、少なくとも3カ月に1回は肝機能検査を行う必要があります。肝機能障害も、服用をやめると自然に回復します。

漢方薬の副作用で、もう一つ問題になるのは、間質性肺炎です。間質性肺炎は、肺胞の壁に炎症が起こって肥厚《ひこう》し、体内への酸素の取り込みが悪くなる病気です。乾いた咳が初発症状ですが、適応を間違えなければ、ほとんど起こりません。乾いた咳が出て心配なときは、医療機関で胸部エックス線検査を受けるとすぐにわかります。これも原因となっている漢方薬の服用をやめれば治ります。

アレルギーに関しては、漢方薬には食品と同じような材料が使われますので、食餌性《しょくじせい》アレルギーはあり得ます。アレルギーまたは過敏症の原因がわかっている場合には、漢方薬に同じ成分が含まれていないかどうかを、医師に確認してから処方してもらうようにしてください。

漢方薬の副作用については、第2章で詳しく解説しましたので参考にしてください。

Q4 漢方薬はどうして食前または食間なのですか？ 食後ではダメですか？

実は私は以前、食後だと食べ物の成分と漢方薬の成分が吸収段階で競合するので、食前または食間の服用が好ましいと思っていました。自著にもそのように書いていました。

しかし、2017年3月に名古屋市立大学大学院薬学研究科生薬学分野の牧野利明教授の講演を拝聴してから、考え方が変わりました。先生の著書『いまさら聞けない生薬・漢方薬』(2015年、医薬経済社)にも書かれていますが、漢方薬の食前投与には何の根拠もないのだそうです。

確かに食前投与に比べて食後投与だと、吸収過程が穏やかにはなりますが、漢方薬の微量成分は広々とした消化管全体で吸収されますので、総吸収量には差がないのです。そもそも歴史上、最初の漢方薬の処方集である『傷寒論』では、そこで取り上げている約200種類の漢方薬のうち、食前・食後の服用の指示があるのはたった8処方しかありません。当時から、薬物を服用するときに、食前・食後の区別は、特に重要とされていなかったわけです。

以上のことから、古典的にも科学的にも、漢方薬を食前または食間投与とする根拠はありません。漢方薬を食前に飲むように指示すると、飲み忘れが多くなるのも事実です。食後の服用のほうが気楽に飲めるようであれば、無理して食前や食間に服用する必要はないのです。

Ｑ５　漢方薬の効き目は、長く飲まないとわからないのでしょうか？

前出の『傷寒論』が編纂されたのは、今から１８００年くらい前のことです。当時は平均寿命が20〜30歳で、10歳までに50〜70％の子どもが命を落とし、生き残った人の平均寿命も30〜40歳であったといわれています。死因の７割は感染症でした。つまり、今でいう救急や急性期疾患（急病）しか、漢方薬の治療対象にはならなかったのです。ですから、当然の帰結として、漢方薬は速効性のある薬のような応答を引き出します。

どこでボタンをかけ違えたのか、もともと救急・急性期用であった漢方薬が、現代の日本では慢性疾患の薬だと思われてしまっています。しかし実際には、救急・急性期疾患に使ってこそ、漢方薬の本来の力が発揮できます。多くの場合、効き目がわかるまでには、１服または１日ということがよくありますし、長くても３日までには効くか効かないかは判断できます。

Q6 妊娠中に漢方薬を飲んでも大丈夫でしょうか？

妊婦さんが漢方薬を使用するときに困るのは、漢方薬の使用上の注意に「妊娠中の投与に関する安全性は確立していないので、妊婦または妊娠している可能性のある婦人には、治療上の有益性が危険性を上回ると判断される場合にのみ投与すること」とか「妊婦または妊娠している可能性のある婦人には投与しないことが望ましい」と書かれている場合です。

このような記載があると、いくら医師が「大丈夫です」といっても、妊婦さんやそのご家族は不安になります。しかし、本当に薬を使ってはいけないときには、使用上の注意に「禁忌」という言葉が使われます。

生薬や漢方薬は、妊娠中の使用における安全性については確認されていませんが、禁忌や慎重投与という点についても、科学的なエビデンス（根拠）はありません。つまり、「禁忌」と記されていない限り、使ってもいいという意味です。「慎重に」使ってみて大丈夫です。

Q7　西洋薬と漢方薬を同時に服用すると、問題になる場合はあるのでしょうか？

インターフェロン製剤を投与中の患者さんや、肝硬変、肝臓がんの患者さん、あるいは慢性肝炎における肝機能障害で血小板数が10万／㎣以下の患者さんに対して、小柴胡湯《しょうさいことう》を投与することは、はっきり「禁忌」とされています。

しかし、現在は西洋薬の進歩により、肝疾患の分野で小柴胡湯の出番はなくなりました。ですから、小柴胡湯が、今後問題になることはほとんどないでしょう。

ほかには、1日量として甘草を2・5g以上含有する品目を、アルドステロン症の患者さん、ミオパチーのある患者さん、低カリウム血症のある患者さんに投与しないこととなっています。

また、禁忌ではありませんが、石膏という硫酸カルシウムを成分として持つ漢方薬は、テトラサイクリン系抗菌薬の消化管吸収を有意に低下させるという臨床研究があります。同様のケースはニューキノロン系抗菌薬でも起こり得ると思われます。

さらに、1991年、血圧を下げる薬の一種のカルシウム拮抗《きっこう》薬のフェロジピンをグレープフルーツジュースと一緒に飲むと、フェロジピンの血中濃度が上がりすぎて、血圧が下がりすぎるという報告がありました。その原因とされたナリンジンという化合物が、同じ柑橘《かんきつ》類である生薬の陳皮《ちんぴ》や枳実《きじつ》（ミカン科の果実を乾燥させたもの）にも含まれているので、漢方薬でもカルシウム拮抗薬の降圧作用を増強するのではないかといわれたことがありました。

しかし、詳しく調べてみると、そもそもグレープフルーツジュースに含まれているナリンジンは微量なので、血圧降下を増強することはないという結論になりました。その後、グレープフルーツに含まれるフラノクマリン類が、ナリンジンの500倍以上の薬物代謝酵素阻害作用があることがわかり、こちらが真犯人と断定されました。

フラノクマリン類は、ごく一部の生薬に含まれていますが、その量はごくわずかですので、降圧薬のフェロジピンとの相互作用はほとんどないと考えられます。

Q8 西洋薬の総合感冒薬と、漢方薬の風邪薬を一緒に飲むと、相乗効果で風邪が早く治るでしょうか？

西洋薬の総合感冒薬には、鎮痛解熱薬という、いわゆる熱冷ましが必ず配合されています。日本の厚生労働省の規定では、鎮痛解熱薬が配合されていないと、総合感冒薬と名乗ってはいけない決まりになっているのだそうです。これはとてもおかしな話なのです。

といいますのも、鎮痛解熱薬が、身体が持っている風邪ウイルスに対する攻撃力（免疫力）を低下させることは、免疫の知識がある人には周知の事実だからです。つまり、厚生労働省は、風邪を治りにくくする成分が入っていないと、総合感冒薬とはいわせないという、おかしな決まりを作っていることになります。

ご質問の答えとしては、風邪ウイルスに対する免疫力をアップさせる漢方薬と、免疫力をダウンさせる総合感冒薬を一緒に飲むのは、愚の骨頂といえます。風邪は漢方薬だけで治療しましょう。

Q9 漢方薬を服用して症状がよくなってきたら、どのくらいのタイミングで用量を減らしたり、飲むのをやめたりすればいいのでしょうか？目安はありますか？

西洋薬を処方されるときは、「決められた期間、忘れずに飲み続けてください」と、指導されることが多いと思います。飲み忘れたりすると、医師に注意されることもあるでしょう。私も西洋薬に関しては、そのように指導しています。

一方、漢方薬は、自分で自分の身体のシステムの変調を正常化する応答を引き出す薬ですので、どのくらいの期間飲んだらいい、というような目安を設定することはできません。医師が用量を減らしたり、やめたりする指示を出すのではなく、患者さんがもう減らしてもいいと思ったら減量すればいいし、飲み忘れてばかりでもういらない、と思ったらやめればいいと思っています。

いい加減なことをいっているように感じるかもしれませんが、身体のシステムが正常化してくると、自然に漢方薬を飲もうというモチベーションが働かなくなって、結果として飲み忘れるようになるのです。

ですから、漢方薬の処方を始めるときは、いつも患者さんに、「飲み忘れはいいことです。どのくらい飲み忘れたか教えてください。飲み忘れが多くなって漢方治療が自然消滅するのが目標です」とお話ししています。

おわりに

西洋医学だけで診療を行っている医師にとって、漢方薬の働きは実に摩訶不思議なものに思えます。私自身、日常の診療に漢方薬を使い始めて数十年経ちますが、それでも毎日のように新しい発見があり、本を作るたびに少しずつ内容が更新されています。

本文でも触れましたが、最近では、漢方薬というのは「微量の調味料の集合体」のようなものだと考えています。

抗がん剤をはじめとする西洋薬は、基本的に一種類の化合物からできていて、特定のターゲットをピンポイントで攻撃する性質があります。そのため、誰がいつ服用しても同じ作用が期待できる「いつでも薬」であることが特徴です。

一方、漢方薬は、ある病態（身体のシステムの変調）を示す患者さんが服用すると、その患者さんが自力で身体の変調を修復する応答を引き出しますが、ある特定の病態を示していない人が服用しても、何の応答も起こりません。したがって、複数の微量の化合物からできている漢方薬は、西洋薬と違って「いつでも薬」ではなく、特定の場面以外では単なる調味料の集合体のようなものと考えられるのです。

ただし、調味料も、身体に合わない人が口にすると、体調に異常をきたすことがあります。同様に、漢方薬も、時として副作用が起こる場合があることは、本文でも述べました。ですから、好き勝手に漢方薬を飲んでいいわけではなく、医師の指導のもとで服用することが原則であることを、再度、お伝えしておきます。

最近は、抗がん剤を開発している新薬（西洋薬）メーカーの人たちも、副作用に対する漢方薬の有用性に非常に興味を持っています。私が週末ごとに全国を回って行っている講演やセミナーにも、新薬メーカーの人たちが来られています。抗がん剤を開発・販売している会社が、自らの責務として副作用対策にも取り組み始めたわけです。これは大きな変化だと思っています。

とかく悪者にされがちな抗がん剤ですが、漢方薬と組み合わせて使うことにより、その副作用を抑えることができれば、抗がん剤をむやみに恐れる必要もなくなります。

西洋薬と漢方薬の違いを理解していただいたうえで、両者をうまく組み合わせて使用し、がんを克服できる人が少しでも増えることを願って、今回、本書を上梓しました。がんと闘っている方たちの一助になれば幸甚です。

2017年9月

医療法人静仁会《せいじんかい》 静仁会静内《しずない》病院 院長 井齋偉矢《いさいひでや》

〈巻末資料〉主な抗がん剤と、その効果が期待できるがん

【代謝拮抗剤】

抗がん剤 ※( )は商品名	効果が期待できるがん
エノシタビン（サンラビン）	急性白血病、慢性白血病の急性転化
カペシタビン（ゼローダ）	手術不能・再発乳がん
カルモフール（ミフロール）	胃がん、大腸がん、乳がん
クラドリビン（ロイスタチン）	ヘアリー細胞白血病、低悪性度非ホジキンリンパ腫、マントル細胞リンパ腫、濾胞性B細胞性非ホジキンリンパ腫
ゲムタビン（ジェムザール）	非小細胞肺がん、膵臓がん、胆道がん、尿路上皮がん、手術不能または再発乳がん
シタラビン（キロサイド）	急性骨髄性白血病
シタラビンオクホスファート（スタラシド）	急性骨髄性白血病
テガフール（アチロン、アフトフール、テフシール、フトラフール、ルナシンなど）	頭頸部がん、胃がん、大腸がん、乳がん、膀胱がん
テガフール・ウラシル（ユーエフティー）	頭頸部がん、胃がん、大腸がん、肝臓がん、胆嚢・胆管がん、膵臓がん、肺がん、乳がん、膀胱がん、前立腺がん、子宮頸がん
ドキシフルリジン（フルツロン）	胃がん、大腸がん、乳がん、膀胱がん、子宮頸がん
ネララビン（アラノンジー）	再発または難治性のT細胞性急性リンパ芽球性白血病（T−LBL）、T細胞性リンパ芽球性リンパ腫（T−LBL）
ヒドロキシカルバミド（ハイドレア）	慢性骨髄性白血病

フルオロウラシル(5－FU、カルゾナール、ベンナン、ルナコール、ルナボン)	胃がん、大腸がん、乳がん、子宮がん。注射剤は、肝臓がん、膵臓がん、卵巣がん、頭頸部がん、肺がん。軟膏は皮膚がん
フルダラビン(フルダラ)	注射剤は、貧血または血小板減少症をともなう慢性リンパ性白血病。錠剤は悪性リンパ腫
ペメトレキセド(アリムタ)	悪性胸膜中皮腫
ペントスタチン(コホリン)	成人T細胞白血病リンパ腫、ヘアリーセル白血病
メルカプトプリン(ロイケリン)	急性白血病、慢性骨髄性白血病
メトトレキサート(メソトレキセート)	急性および慢性白血病、絨毛がんなどの絨毛性疾患。白血病では単独またはメルカプトプリンなどとの併用。急性白血病や悪性リンパ腫における中枢神経系への浸潤などには、ロイコボリンと併用。乳がんにCMF療法(シクロホスファミド+メトトレキサート+フルオロウラシル)、胃がんにMTX／5－FU抗体療法(メトトレキサート／フルオロウラシル)、尿路上皮がんにM－VAC療法(メトトレキサート+ビンブラスチン+ドキソルビシン+シスプラチン)

【アルキル化剤】

抗がん剤 ※( )は商品名	効果が期待できるがん
シクロホスファミド(エンドキサン)	多発性骨髄腫、悪性リンパ腫、白血病、乳がん、肺がん、子宮・卵巣がん、胃・膵臓・肝臓がんなど、大半のがん
ダカルバジン(ダカルバジン)	メラノーマ(悪性黒色腫)、ホジキン病(悪性リンパ腫)、軟部肉腫、神経芽腫、網膜芽腫、甲状腺がん
テモゾロミド(テモダール)	脳腫瘍(再発もしくは進行した退形成性星細胞腫や多形成膠芽腫などの悪性神経膠腫)

ニムスチン（ニドラン）	脳腫瘍、悪性リンパ腫、慢性白血病、胃がん、肝臓がん、大腸がん、肺がん、メラノーマ（悪性黒色腫）
ブスルファン（ブスルフェクス）	慢性骨髄性白血病、真性多血症、造血幹細胞移植の前処置
プロカルバジン（塩酸プロカルバジン）	悪性リンパ腫（ホジキン病、リンパ肉腫、細網肉腫）、悪性脳腫瘍の大半を占める神経膠腫、小児の悪性リンパ腫と脳腫瘍
メルファラン（アルケラン）	多発性骨髄腫、白血病、悪性リンパ腫、小児固形がんに対する造血幹細胞移植の前処置
ラニムスチン（サイメリン）	最も悪性度が高いとされる脳腫瘍の膠芽腫、骨髄腫、悪性リンパ腫、慢性骨髄性白血病、真性多血症、本態性血小板増多症の寛解導入療法

【抗がん性抗生物質】

抗がん剤 ※（ ）は商品名	効果が期待できるがん
アクチノマイシンD（コスメゲン）	ウイルムス腫瘍、ユーイング肉腫、横紋筋肉腫、絨毛がん、骨髄腫、精巣腫瘍
アクラルビシン（アクラシノン）	急性白血病、悪性リンパ腫、肺がん、胃がん、乳がん、卵巣がん
アムルビシン（カルセド）	小細胞肺がん（単独投与で奏効率約75%）、非小細胞肺がん
イダルビシン（イダマイシン）	急性骨髄性白血病、慢性骨髄性白血病の急性転化
エピルビシン（エピルビシン塩酸塩、ファモルビシン）	乳がん、食道がん、肺がん、卵巣がん、胃がん、急性白血病
ジノスタチンスチマラマー（スマンクス）	肝臓がんにおける肝動脈塞栓療法および肝動注化学療法
ダウノルビシン（ダウノマイシン）	急性白血病、慢性骨髄性白血病の急性転化

ドキソルビシン（アドリアシン）	悪性リンパ腫、肺がん、消化器がん、乳がん、子宮体がん、膀胱がん
ピラルビシン（ピノルビン、テラルビシン）	頭頸部がん、乳がん、胃がん、膀胱がん、腎盂がん、尿管がん、子宮がん、急性白血病、悪性リンパ腫
ブレオマイシン（ブレオ）	皮膚がん、頭頸部がん、肺がん、食道がん、悪性リンパ腫、子宮頸がん、神経膠腫、甲状腺がん、精巣腫瘍、卵巣がん
ペプロマイシン（ペプレオ）	皮膚がん、頭頸部がん（上顎がん、舌がん・その他の口腔がん、咽頭がん、喉頭がん）、肺がん（扁平上皮がん）、前立腺がん、悪性リンパ腫
マイトマイシンC（マイトマイシン）	慢性骨髄性白血病、慢性リンパ性白血病、頭頸部がん、肺がん、胃がん、大腸がん、肝臓がん、膵臓がん、子宮頸がん
ミトキサントロン（ノバントロン）	急性白血病、慢性骨髄性白血病の急性転化、悪性リンパ腫、乳がん、肝臓がん
リポソーマルドキソルビシン（ドキシル）	がん化学療法後に増悪した卵巣がん、エイズ関連カポジ肉腫

【微小管阻害薬】

抗がん剤 ※（ ）は商品名	効果が期待できるがん
ドセタキセル（タキソテール）	乳がん、非小細胞肺がん、胃がん、卵巣がん、食道がん
ノギテカン（ハイカムチン）	小細胞肺がん
パクリタキセル（タキソール）	卵巣がん、非小細胞肺がん、乳がん、胃がん、子宮体がん
パクリタキセル注射剤（アブラキサン）	乳がん、胃がん、非小細胞肺がん、治癒切除不能膵臓がん
ビノレルビン（ナベルビン）	非小細胞肺がん、手術不能あるいは再発した乳がん

ビンクリスチン（フィルデシン）	急性白血病、慢性白血病の急性転化、悪性リンパ腫、多発性骨髄腫、神経膠腫。神経芽腫、ウイルムス腫瘍、横紋筋肉腫などの小児がん
ビンブラスチン（エクザール）	悪性リンパ腫、絨毛がん、胚細胞腫瘍、尿路上皮がん

【白金製剤】

抗がん剤 ※（ ）は商品名	効果が期待できるがん
オキサリプラチン（エルプラット）	切除不能な進行性または再発大腸がん
カルボプラチン（カルボプラチン、カルボメルク、パラプラチン）	卵巣がん、精巣腫瘍、子宮頸がん、肺がん、悪性リンパ腫、乳がん
シスプラチン（アイエーコール、コナブリ、シスプラチン、シスプラメルク、プラトシン、ランダ）	肺がん、膀胱がん、前立腺がん、卵巣がん、食道がん、胃がん、子宮頸がん、悪性リンパ腫など
ネダプラチン（アクプラ）	頭頸部がん、小細胞肺がん、非小細胞肺がん、食道がん、膀胱がん、精巣腫瘍、卵巣がん、子宮頸がん

【トポイソメラーゼ阻害薬】

抗がん剤 ※（ ）は商品名	効果が期待できるがん
イリノテカン（カンプト、トポテシン）	肺がん、子宮頸がん、卵巣がん、非ホジキンリンパ腫、手術不能または再発した胃がん、大腸がん、乳がん
エトポシド（ペプシド、ラステッド）	注射剤と内服薬どちらも小細胞がん、悪性リンパ腫。注射剤は急性白血病、精巣腫瘍、膀胱がん、絨毛がん、小児の固形がん。内服薬は子宮頸がん
エリブリン（ハラヴェン）	手術不能または再発乳がん
ソブゾキサン（ペラゾリン）	悪性リンパ腫、成人T細胞白血病

【分子標的薬】

抗がん剤 ※( )は商品名	効果が期待できるがん
イブリツモマブチウキセタン(ゼヴァリン)	CD20陽性の再発または難治性の低悪性度B細胞性非ホジキンリンパ腫、マントル細胞リンパ腫
イマチニブ(グリベック)	慢性骨髄性白血病と消化管間質腫瘍(GIST)
エベロリムス(アフィニトール)	根治切除不能または転移性の腎細胞がん
エルロチニブ(タルセバ)	切除不能、再発・進行性で、がん化学療法施行後に増悪した非小細胞肺がん
ゲフィチニブ(イレッサ)	他の抗がん剤が無効で手術不能の再発非小細胞肺がん
ゲムツズマブオゾガマイシン(マイロターグ)	再発または難治性でCD33抗原陽性の急性骨髄性白血病
スニチニブ(スーテント)	イマチニブの効果がない消化管間質腫瘍(GIST)、根治切除不能または転移性の腎細胞がん
セツキシマブ(アービタックス)	治癒切除不能な進行・再発大腸がん
ソラフェニブ(ネクサバール)	根治切除不能または転移のある腎臓がん
スニチニブ(スーテント)	イマチニブの効果がない消化管間質腫瘍(GIST)、根治切除不能または転移性の腎細胞がん
セツキシマブ(アービタックス)	治癒切除不能な進行・再発大腸がん
ソラフェニブ(ネクサバール)	根治切除不能または転移のある腎臓がん
ダサチニブ(スプリセル)	イマチニブ抵抗性の慢性骨髄性白血病(CML)、再発または難治性のフィラデルフィア染色体陽性急性リンパ性白血病

タミバロテン（アムノレイク）	再発または難治性の急性前骨髄球性白血病、トレチノイン治療後の再発
トラスツズマブ（ハーセプチン）	HER2陽性転移性乳がん
トレチノイン（ベサノイド）	急性前骨髄球性白血病
パニツムマブ（ベクチビックス）	KRAS遺伝子野生型の治癒切除不能進行・再発大腸がん
ベバシズマブ（アバスチン）	治癒切除不能進行・再発大腸がん
ボルテゾミブ（ベルケイド）	難治性または再発性多発性骨髄腫
ラパチニブ（タイケルブ）	HER2過剰発現手術不能または再発乳がん
リツキシマブ（リツキサン）	CD20陽性B細胞性非ホジキンリンパ腫

主な参考文献・サイトなど

＊抗がん剤の副作用とその軽減方法に関する大規模患者調査 結果報告書 平成25年3月29日 株式会社ＱＬｉｆｅ（キューライフ）http://www.qlife.co.jp/news/130329qlife_research.pdf

＊岡元るみ子、佐々木常雄 編：改訂版 がん化学療法副作用対策ハンドブック～副作用の予防・治療から、抗がん剤の減量・休薬の基準、外来での注意点まで 羊土社、２０１５年

＊礒濱洋一郎：五苓散のアクアポリンを介した水分代謝調節メカニズム 漢方医学、2011、35:186-189

＊国立がん研究センター『がん情報サービス』ganjoho.jp

＊株式会社ツムラ『漢方スクエア』の「がんと漢方」kampo-s.jp

＊Ｈａｎｄｓ：抗がん剤の種類と副作用 www.anticancer-drug.net/

＊日本脂質栄養学会ホームページ http://jsln.umin.jp/greet/okuyama.html

青春新書
INTELLIGENCE

こころ涌き立つ「知」の冒険

いまを生きる

〝青春新書〟は昭和三一年に――若い日に常にあなたの心の友として、その糧となり実になる多様な知恵が、生きる指標として勇気と力になり、すぐに役立つ――をモットーに創刊された。

そして昭和三八年、新しい時代の気運の中で、新書〝プレイブックス〟にその役目のバトンを渡した。「人生を自由自在に活動《プレイ》する」のキャッチコピーのもと――すべてのうっ積を吹きとばし、自由闊達な活動力を培養し、勇気と自信を生み出す最も楽しいシリーズ――となった。

いまや、私たちはバブル経済崩壊後の混沌とした価値観のただ中にいる。その価値観は常に未曾有の変貌を見せ、社会は少子高齢化し、地球規模の環境問題等は解決の兆しを見せない。私たちはあらゆる不安と懐疑に対峙している。

本シリーズ〝青春新書インテリジェンス〟はまさに、この時代の欲求によってプレイブックスから分化・刊行された。それは即ち、「心の中に自らの青春の輝きを失わない旺盛な知力、活力への欲求」に他ならない。応えるべきキャッチコピーは「こころ涌き立つ〝知〟の冒険」である。

予測のつかない時代にあって、一人ひとりの足元を照らし出すシリーズでありたいと願う。青春出版社は本年創業五〇周年を迎えた。これはひとえに長年に亘る多くの読者の熱いご支持の賜物である。社員一同深く感謝し、より一層世の中に希望と勇気の明るい光を放つ書籍を出版すべく、鋭意志すものである。

平成一七年

刊行者　小澤源太郎

著者紹介

井齋偉矢〈いさい ひでや〉

1950年、北海道生まれ。静仁会静内病院院長・医学博士。北海道大学医学部卒業。専門は消化器外科、肝臓移植外科で日本外科学会認定登録医。1988年から３年間、オーストラリアで肝臓移植の実験・臨床に携わる。帰国後、独学で漢方治療を本格的に始め、現在、日本東洋医学会認定専門医・指導医。2012年にサイエンス漢方処方研究会を設立、理事長として科学的根拠（エビデンス）にもとづいた処方を行う「サイエンス漢方処方」の普及に努めている。

抗《こう》がん剤《ざい》の辛《つら》さが消《き》える
速効《そっこう》！　漢方力《かんぽうりょく》

青春新書
INTELLIGENCE

2017年11月15日　第１刷

著者　井《い》齋《さい》偉《ひで》矢《や》

発行者　小澤源太郎

責任編集　株式会社プライム涌光
電話　編集部　03(3203)2850

発行所　東京都新宿区若松町12番１号 〒162-0056　株式会社青春出版社
電話　営業部　03(3207)1916　振替番号　00190-7-98602

印刷・中央精版印刷　製本・ナショナル製本

ISBN978-4-413-04526-1